耳鼻咽喉科の名医と
“きこえ”のプロが教える

耳が遠くなった？と思ったら読む本

自治医科大学名誉教授・耳鼻咽喉科専門医・補聴器適合判定医　市村恵一
言語聴覚士・認定補聴器技能者　市村順子

はじめに――〝きこえ〟をよくして、人生100年時代を楽しく、豊かに！

程度の差こそあれ、誰でも年を取って「きこえ」（聴覚・聴力）が落ちるのは自然なこと。ですが、親が耳が遠くなったのを目の当たりにしても、「自分はそうならない」「絶対、自分は大丈夫」と、なぜか多くの人たちが耳が遠くなること（難聴）を他人事だと思っています。そこが落とし穴です！

自分は大丈夫だと思っている人でも、

□相手の話にきき返すことが増えた
□飲食店など騒々しい場所や多人数の飲み会で、会話を理解するのが疲れる
□テレビのバラエティ番組についていくのが大変になった
□「声が大きくてうるさい」といわれるようになった

など、思い当たることがありませんか？　これ、もしかすると「きこえ」の変化ですよ。

「きこえない」をほうっておくと—

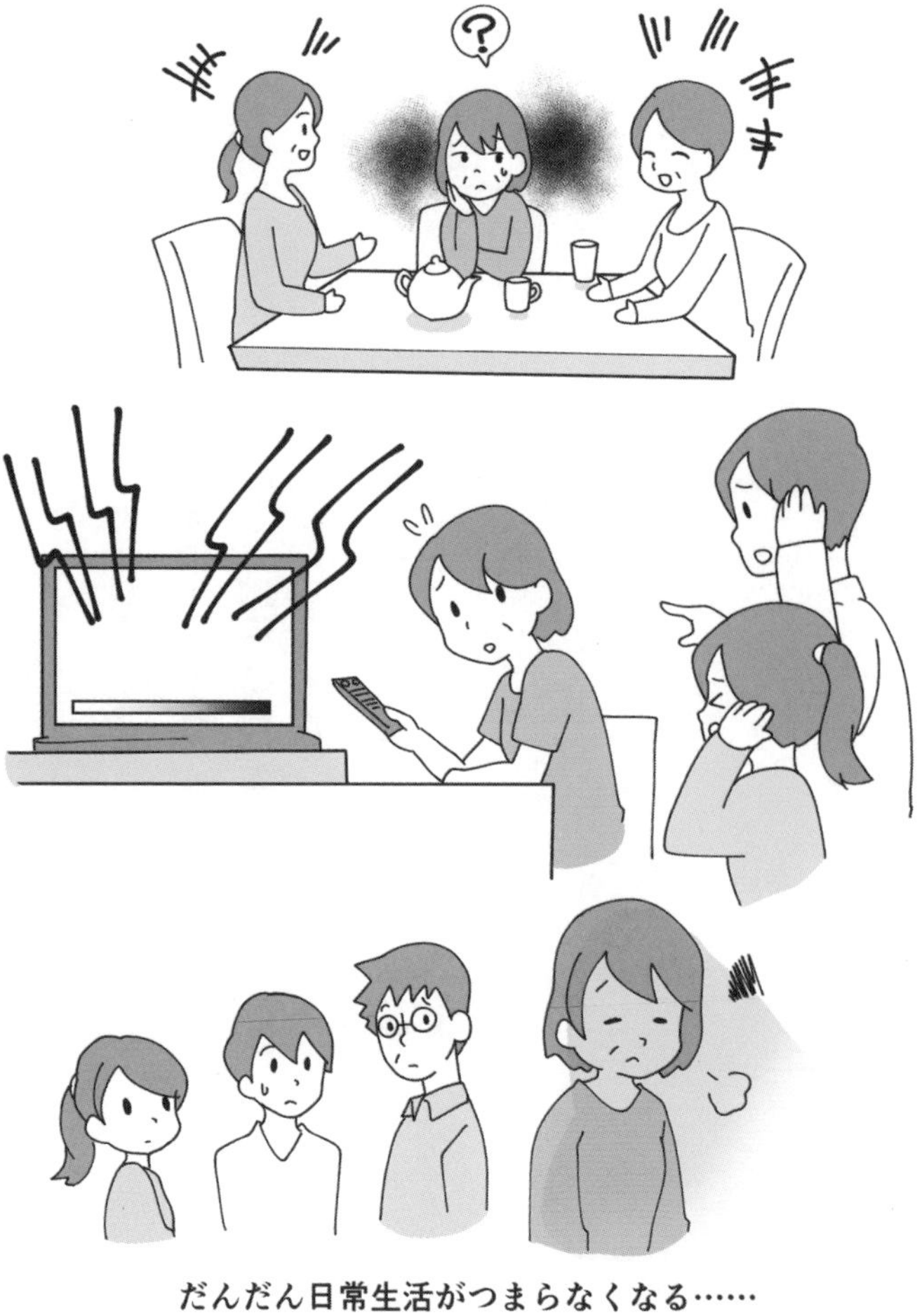

だんだん日常生活がつまらなくなる……

「きこえ」が悪くなるのを放置していると、だんだん日常生活に支障がでてきます。

□家族や友人との会話が減り、人間関係が希薄になる
□テレビの音量が大きくなり、家族にうるさがられる
□人とうまく会話ができないので、趣味や習い事などを楽しめない

など、周りの人とコミュニケーションがうまく取れず、だんだん自宅にひきこもるようになってしまうのです。

きこえるということは、人とのつながりを感じ、生活の質を保つためにとても重要なことです。しかし、「きこえ」に関して世の中の多くの人はあまりにも無頓着であると感じています。

そこで、「きこえ」に関する情報を一人でも多くの方に届け、人生100年時代を生き生きと楽しく過ごしてほしい――。そんな思いから本書の出版を思い立ちました。

現在、私たち（市村恵一と市村順子）は「東京みみ・はな・のどサージクリニック」（東京都多摩市）において、「きこえ」の悩みを解消するための『補聴医療』をチームで行っており、そのやり方を〝イチムラデザイン〟と名づけています。

私たちがこの本で特にお伝えしたいのがこの『イチムラデザインとしての取り組み』です。最終章（おわりにに代えて）ではありますが、この本を手に取ってくださった皆さまにぜひお読みいただきたいと思います。

わが国で、難聴またはおそらく難聴だと思っている人の割合は11・3％、自覚のない人も含めると、75歳以上の2人に1人に難聴の可能性があるとされています。

高齢者を対象とした補聴診療をしていると、「もっと早く補聴器をつけていれば、もっとうまく耳活《みみかつ》ができたのに……」「補聴器を使いこなして社会活動が楽しめるのに……」と思われる患者さんに数多く出会います。

高齢化のわが国において「認知症」は大きな問題となっていますが、WHO（世界保健機関）でも「難聴が認知症発症の最も大きな要因である」と報告しています。

最初に記したように、年を取れば、誰でも聴力が落ちていきます。ですから、誰でも加齢とともに認知症になるリスクはアップするといえます。

耳に入る音情報は聴神経を介して脳に届いて初めて理解されます。耳から情報をたくさん入れて（耳活）、脳を活性化させ（脳活）、［難聴→孤独→うつ→認知症］という流れを断ち切ることが重要です。

そして、断ち切るためのツールが補聴器なのですが、補聴器に関しては、とても多くの誤解が巷《ちまた》にはびこっています。本書では、補聴器への誤解を解き、どのように使っていけばいいのか――についてもお話ししていきます。

「きこえ」に不便さを感じ始めている方はもちろんですが、「まだ、きこえに問題を感じていない方」「少し悪くなり始めたけれどまだ大丈夫、と思っている方」たちにも、「きこえ」に関する情報や私たちの思いが届けば幸いです。

令和3年卯月

市村恵一（自治医科大学名誉教授、耳鼻咽喉科専門医、補聴器適合判定医）
市村順子（言語聴覚士、認定補聴器技能者）

補聴医療で「きこえ」を取り戻すと―

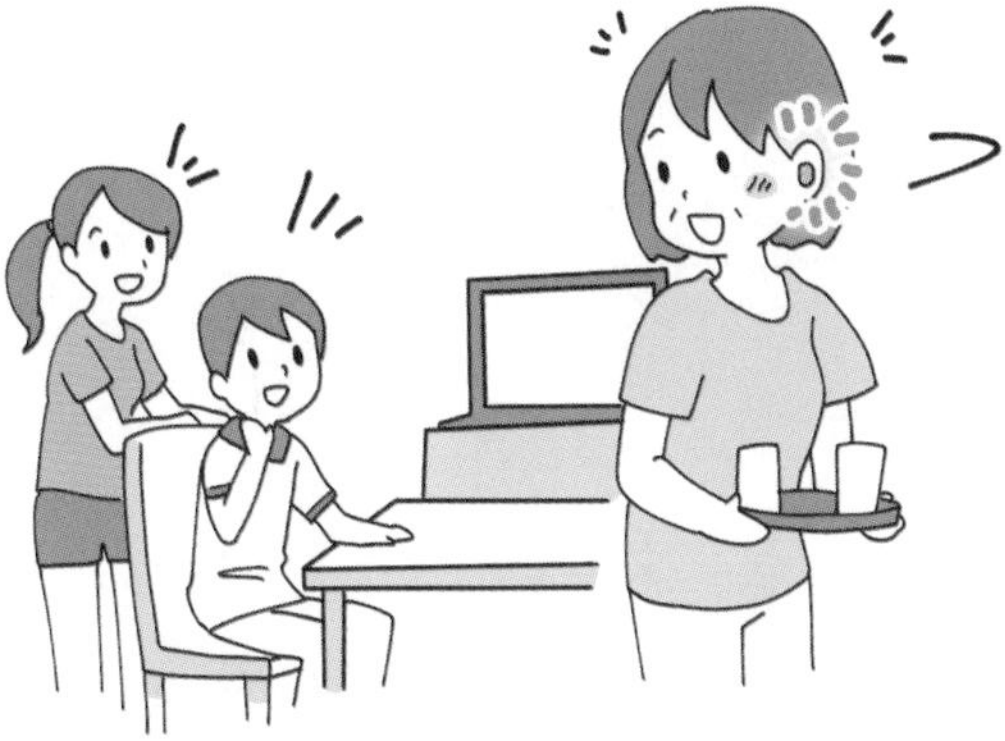

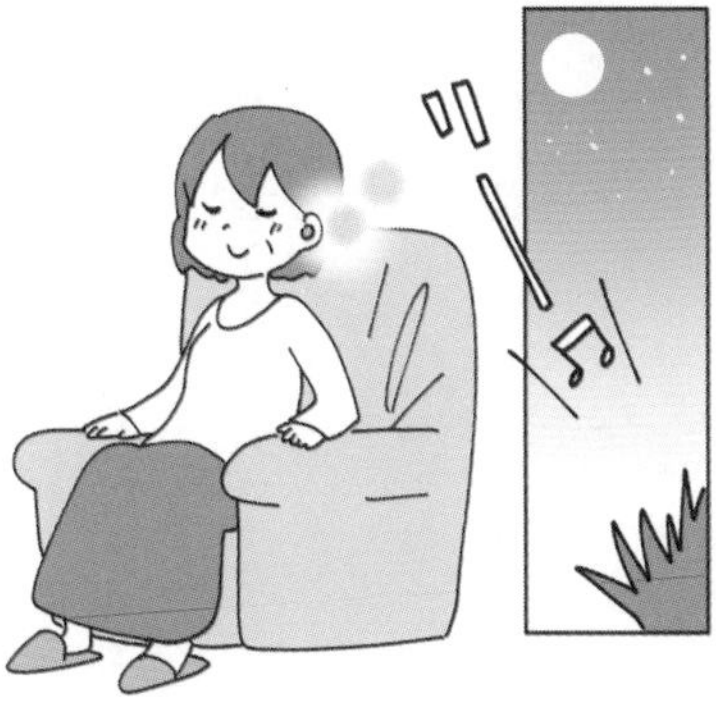

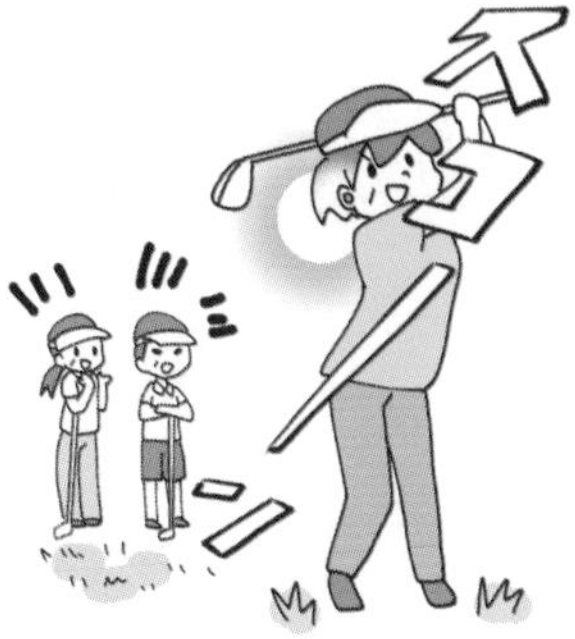

若々しい日々が
かえってきます！

もくじ

第2章 「きこえる」「きこえない」って、どんなこと？
～耳の基礎知識と「きこえ」「難聴」について

第3章

「きこえ」が若さを保つキーポイント
～「難聴」と「認知症」の深い関係

第4章

生活の質を高める！「補聴器」でアンチエイジング

第5章

「きこえ」がよくなって、人生が豊かになった！
～患者さんたちのエピソード

おわりに
に代えて

これからの補聴医療とは？
～チームで行う補聴診療「イチムラデザイン」の取り組み

第1章

誰でも50代から耳が遠くなる!?
他人事ではありません!

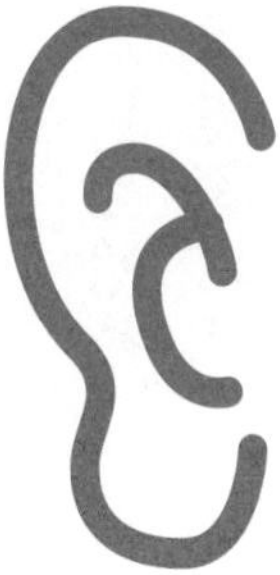

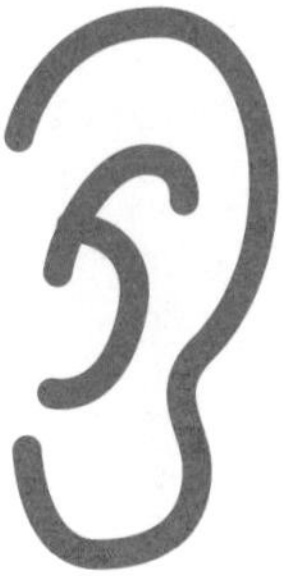

50代から「聴力」は衰え始め、75歳以上の半数は難聴に!!

人は誰でも老いていきます。ですから「いつかはみんな難聴になる」……。

「きこえにくい」という症状が現れる時期に個人差はありますが、全員にやってくる耳の加齢現象を「加齢性難聴」（老人性難聴）と呼びます。

まだ「きこえ」にまったく不便さを感じていない人は、今のようにきこえるのが当たり前で、これは一生続くと信じて疑わずに生活をしているかもしれません。「高齢になると耳が遠くなる」と知ってはいても、「自分はならないだろう」と思っている人は意外に多いのではないでしょうか。

30代、40代の方であれば、「え～？　何て言ったの？　もう一回言って！」と自分が言うことになるとは想像もしていないと思います。

ですが残念ながら、加齢とともに視力が落ち、体力が落ちるのと同じように、聴力も落ちていきます。つまり、「難聴は他人事」ではなく「自分事」なのです。

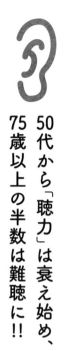

たとえば、「佐藤さん」と「加藤さん」、「7時」と「1時」、「白い」と「広い」などがよく間違われるようになります。加齢とともに「カ行」「サ行」「タ行」などがきき取りにくくなるためです。

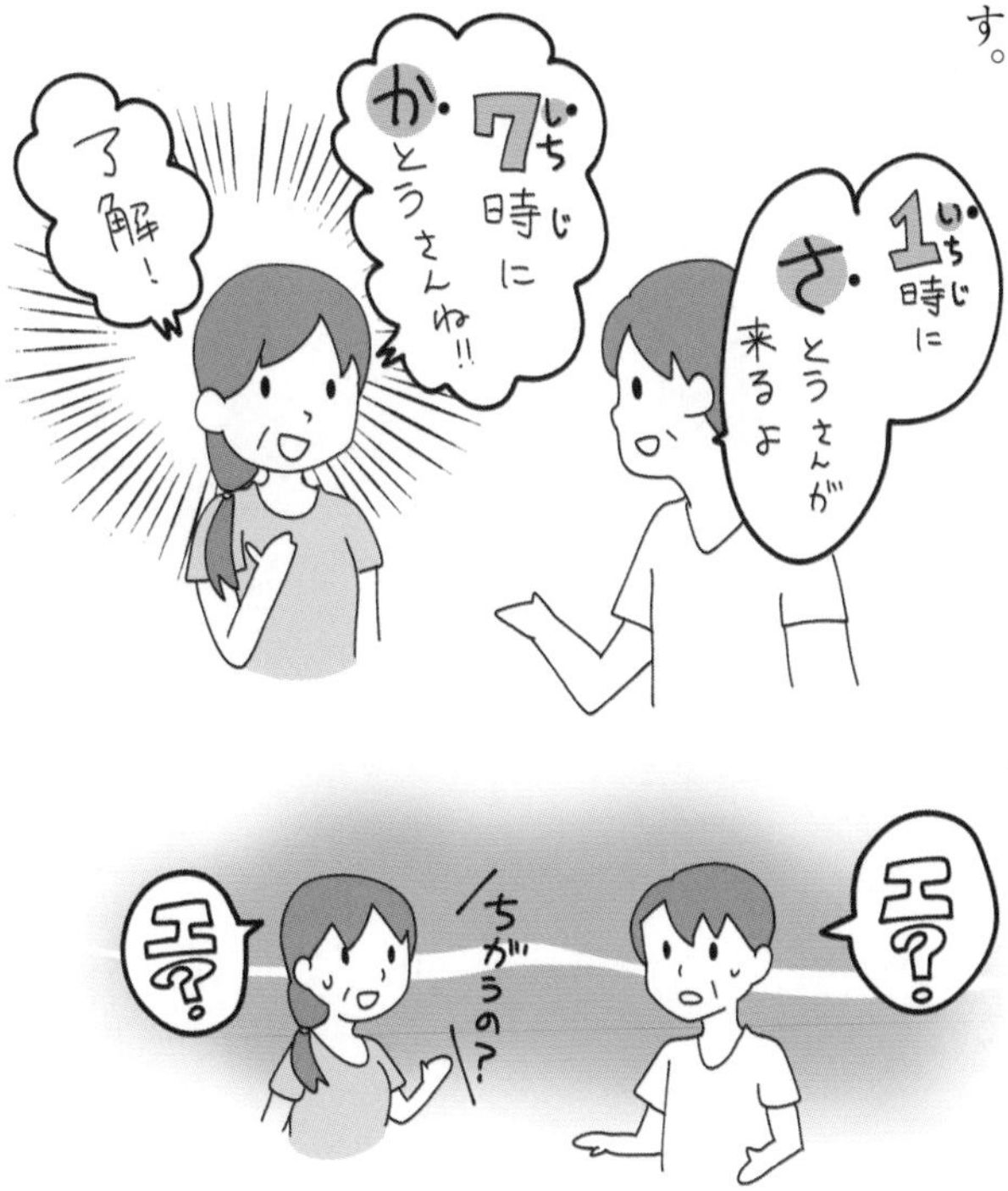
1《いち》時《じ》に さ・とうさんが 来るよ
7《いち》時《じ》に か・とうさんね!!
了解！
エ？
ちがうの？
エ？

実際に、**「50代から聴覚の衰えは始まり、75歳以上では約半数が難聴に悩んでいる」**というデータがあります。それを示したのが左の図（図1）で、縦軸に「聴力レベル」を、横軸に「周波数」を示しています。

加齢による聴力の低下は一般的に高音域から始まり、30代、40代のうちはあまり自覚することはありませんが、年を経るごとに、確実に高音域の聴力レベルは悪化します。難聴のレベルは「4段階」に分かれます（第2章参照）。60代になると「軽度難聴」レベルまで低下する音域が増え、「きこえ」が悪くなったことを実感する人が急激に増えてきます。

さらに、70歳を超えるとほとんどの音域の聴力が「軽度難聴」～「中等度難聴」レベルにまで低下します。

65～74歳では3人に1人、75歳以上では約半数が難聴に悩んでいるといわれています。

図1 年齢別平均「オージオグラム」

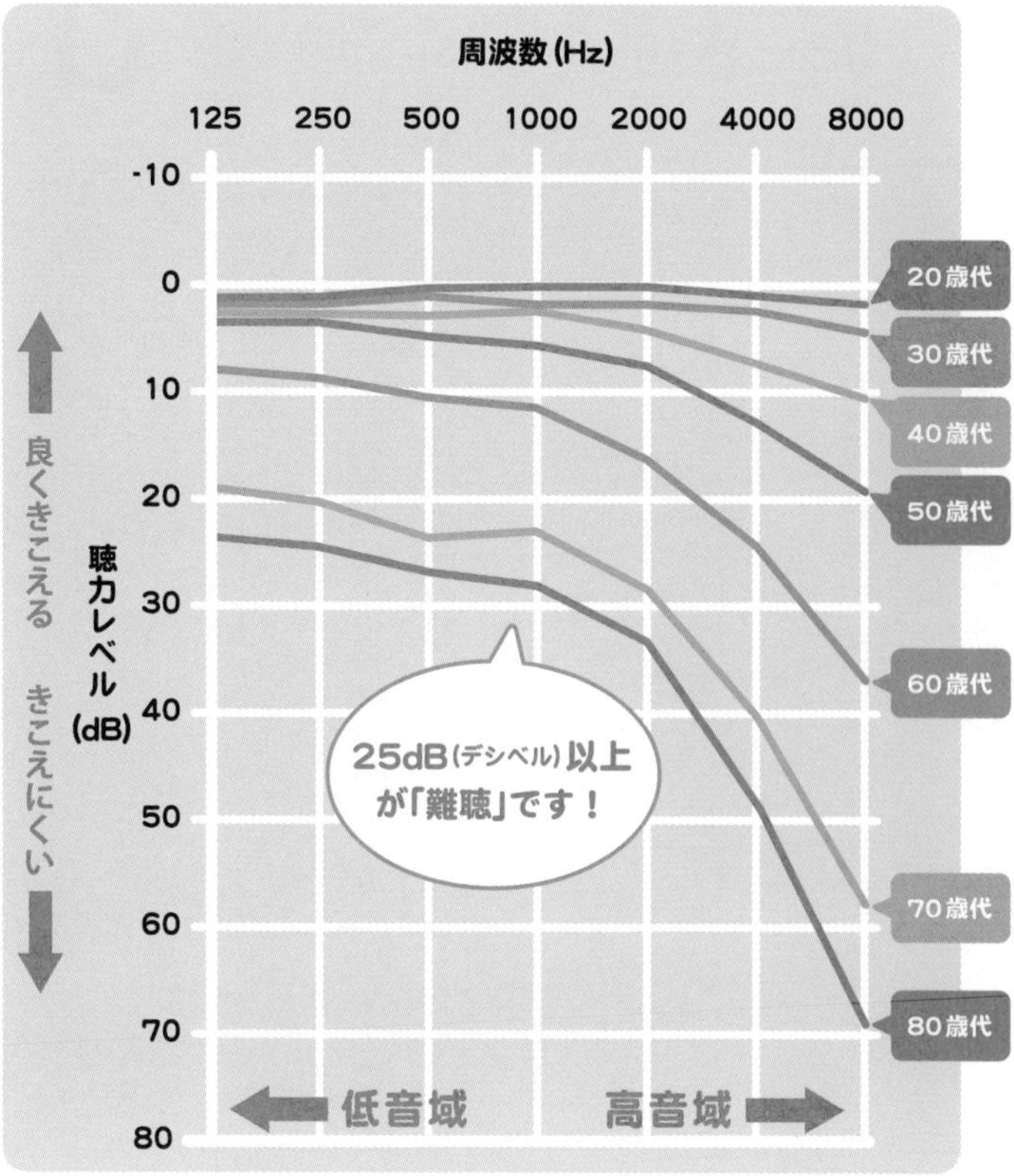

「きこえ」の検査結果を表した図「オージオグラム」=「オージオ」(きこえ)のグラム(表)。
50代から確実に「聴力」(特に、高音域)が落ちていく——

(日本耳鼻咽喉科学会ホームページ「Hear well, Enjoy life」立木孝 Audiology Japan 2002データよりを改変)

「加齢性難聴」とは？

音を感じる部位が障害される難聴を「感音難聴」と呼び、加齢性難聴もこの一種です（第2章参照）。

「有毛《ゆうもう》細胞」（内耳《ないじ》の内部で、音の振動を電気信号に変えて脳に伝える細胞）の毛がダメージを受けて細胞数が減少することが、加齢性難聴のおもな原因です。それ以外に、内耳から脳へと音を伝える神経経路の障害や、脳の認知機能の低下も影響している可能性があります。

加齢性難聴には、次のような5つの特徴があります。

1　徐々に発症し、左右の耳でほぼ対称性にゆっくりと進行する

2　高い音からきこえなくなる（高い周波数がきこえない）

高齢になると、高い周波数の音がまずきこえなくなってきます。電話の呼び出し音や体温計の音などがきこえにくくなり、全体にくぐもり、はっきりしない感じにきこえるのです。その後、「きこえ」の低下は会話域に及びます。

3　小さい音はきこえにくいが、大きい音はうるさく感じる（リクルートメント現象）

高齢になると、小さい音はきこえにくくなりますが、大きい音は若い人と同じか、若い人以上にうるさく感じます。

テレビドラマのセリフがきこえないのでボリュームを上げたら、物が壊れるシーンなどで音が大きく、ビックリしてあわててボリュームを下げた。普通に呼びかけても反応しない高齢者の耳元で大声で呼びかけたら、「そんなに大声で言わなくてもきこえる！」と怒られた……など、これらはすべて「リクルートメント現象」によるものです。

4　ぼやけた、割れた、歪《ゆが》んだ音にきこえる（周波数分解能が落ちる）

高齢になると、周波数の微妙な違いがわからなくなってきます。これによってことばの違いがわかりにくくなるので、会話やコミュニケーションに影響が現れます。

たとえば、テレビのドラマを見ていて、役者のセリフがはっきりきき取れない、音量を上げてもきき取りにくい――ということがあります。

これは加齢に伴い、有毛細胞が薄くまばらになることが原因です。ところが、毛の抜けるのは少しずつで数十年もかかるので、ことばをきき取る力も少しずつ落ちていきます。

そのため、「ことばのきき取りが悪くなっている」という自覚はない場合がほとんどです。

5 早口の声が、わかりにくくなる（時間分解能が落ちる）

有毛細胞が減ると、内耳から脳にいく音の情報の多くが欠落します。

音の情報が減ると、大脳での認識力の低下と相まって、耳に入ってきたことばの内容を認識するのに時間がかかるようになります。

バラエティ番組などで、若い芸人さんの早口のギャグをきき取れず、家族が笑っているのに一緒に盛り上がれないなどは、典型的な例でしょう。

「加齢性難聴」にどう対処するの？

加齢性難聴は老化による聴覚機能の低下なので、根本的な治療法はありません。
しかし、症状をやわらげたり、悪化の速度を遅らせたりすることは可能です。

大切なのは、

・できるだけ耳にやさしい生活を心がけること

・早期から補聴器などを使って「きこえ」を改善、維持し、ことばをきき分ける能力を最大限に発揮すること

です。

また、「加齢性難聴」だと思っていたけれど、中耳炎や耳垢などによる「伝音難聴」、騒音やウイルスなどによる「感音難聴」を合併していることもあります。
「きこえが悪くなったのは、年齢のせいだ」と安易に決めつけず、一度は耳鼻咽喉科医に診てもらうようにしましょう。投薬治療や手術などで治療でき、「きこえ」の悪さが改善する可能性もあります。

受診した耳鼻咽喉科医によっては、「年のせいだから治りませんよ」「年齢相応ですよ」と、補聴器装用をすすめない場合もあり得ます。

しかし、そこであきらめずに、「補聴器相談医」に自分が困っていることを訴えて話をきいてみてはいかがでしょう。補聴器相談医については第4章を参照してください。

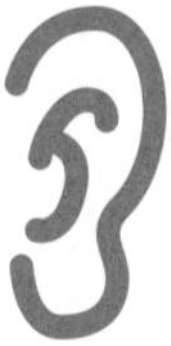

自分で気づく、難聴の症状は？

難聴のタイプによって、どんな音がきこえにくくなるのかは異なります。「きこえが悪くなった」と相談に来られる方の訴えは、次のようなものです。

□きき間違えることが増えてきた
□周囲の騒音（雑音）が気になって、肝腎な話やことばがきき取れない
□早口の話が理解しづらい
□複数人で集まったとき、会話についていけない
□テレビや音楽を楽しめない
□インターホンが鳴ったのに、気づかない

もし自分に当てはまるものが1つでもあったら、一度、耳鼻咽喉科を受診して「聴力検査」を受けてみるとよいでしょう。

なぜ「きこえ」の低下に気づきにくいの？

加齢性難聴はゆっくりと進行します。突発性難聴のように急に起こるものでないため、当初は気づきません。

また、進行が遅いので当事者はきこえにくさに慣れやすく、「こんなものだ」とあまり不便を感じないことが多いのです。

●周囲の人が気づかって、大きな声で話しかけてくれる

軽度・中等度難聴の場合、周囲の人たちも「ちょっと耳が遠くなったな」と感じて、大きな声で話しかけてくれるため、当事者はさほど不自由さを感じないようです。

また、高齢者同士の集まりでは「きこえ」が悪い人が多いこともあって、お互いに大声で話しかけるようになります。ですから「遠くの声はきこえないけれども、近くならきこえるから大丈夫」と思いがちです。

さらに、高齢者介護専門施設などでは、介護者の関心は歩行など聴覚以外の部分にいき

やすく、援助の際は近くにいて高齢者の耳に声が大きく届くためコミュニケーションが取れてしまいます。

家族も施設に任せているので気づきにくいなどが、難聴の発見が遅れる理由として考えられます。

●「きこえ」の悪さに気づいてもらう機会が減った

昨今、三世代にわたり一緒に生活するスタイルは著しく減少し、高齢者のひとり暮らしも増えています。

家族と一緒に暮らしていても、昼間は家族が働きに出てしまうので、話す機会がほとんどない方も少なくありません。

そのために「年を取ると耳が遠くなる」ことに、周囲の人が気づいてくれる機会が減っています。

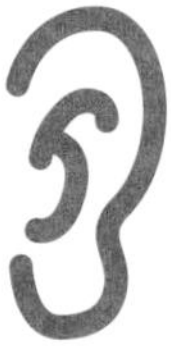

「聴力」が落ちると、デメリットがいっぱい

当たり前のように「きこえる生活」を送っていたとしても、年を取るにつれて聴力は少しずつ低下します。

周囲とのコミュニケーションが取りにくくなるため、人と会いたくなくなって閉じこもりがちになる、心がふさぎ孤立していく……。このプロセスは「きこえ」が悪くなった人の多くが経験するものです。

それは「きこえることが当たり前」だった頃には、想像もしなかった世界だといえるでしょう。

「きこえない」と、こんな困ったことが！

- **呼びかけられたのがきこえないだけなのに、愛想が悪くなったと勘違いされる**
- **食器がぶつかる音などが大きくても自分は気にならないため、「モノを乱暴に扱う人」と思われる**

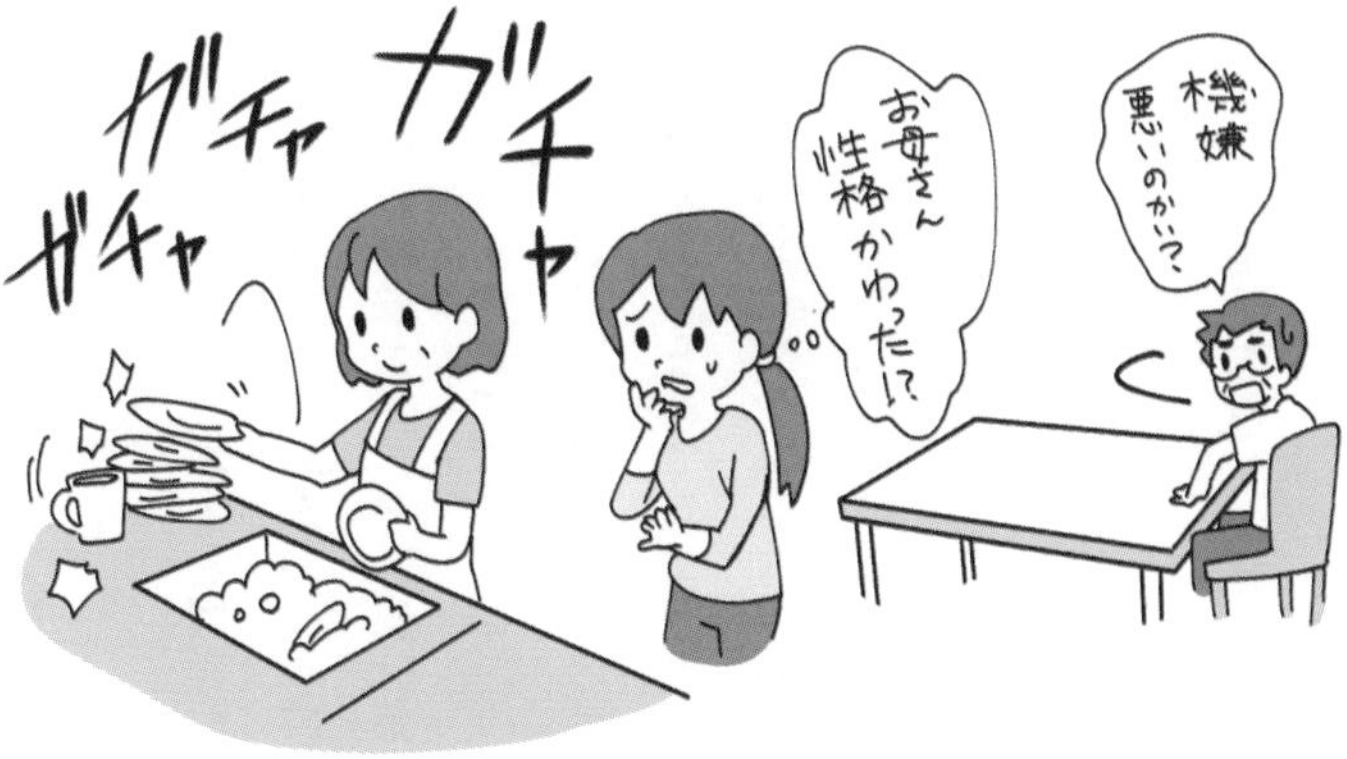
機嫌悪いのかい?
お母さん性格かわった!?
ガチャ
ガチャ
ガチャ

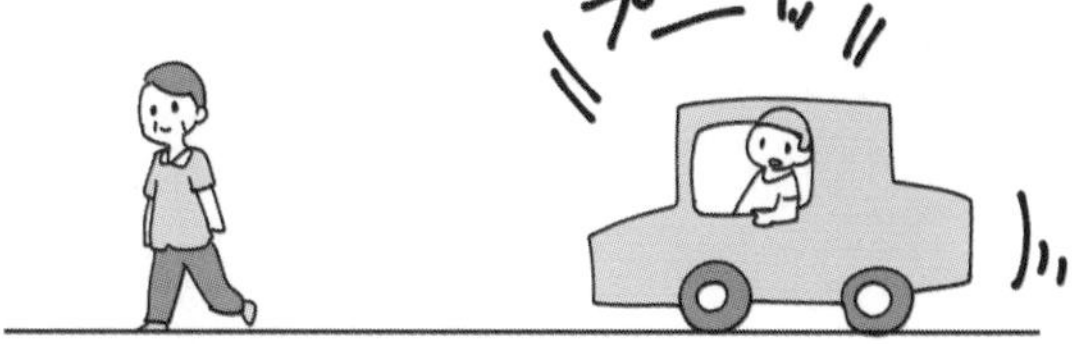
プーッ

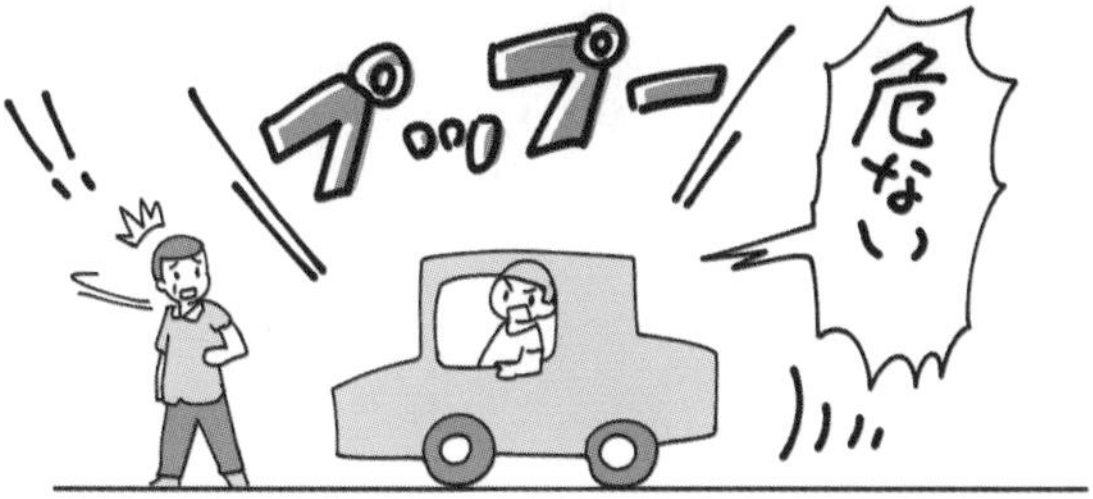
危ない
プ プー
!!

・ドアをバタンと大きな音で閉めていることに気づかず、「性格が雑になった」と勘違いされる
・きこえないことで、本人も周囲の人もイライラしやすくなる
・自動車の走行音や自転車のベルの音がきこえず、危険な目にあいやすい
・きき間違いが増えて、トンチンカンな対応をして恥ずかしい
・会話がスムーズにできないので、友人などと会いたくなくなる
・それまで続けていた趣味をやめてしまう（新しいことを始めようとしても、「耳が悪いから」とあきらめてしまうなど、生活全般に対して消極的になりがち）
・他人とのコミュニケーションの機会が減るため、うつ傾向が現れやすい
・認知症になるリスクが高まる

こう見ると、困ることの多くは「ことば」がわからないことに関係しています。会話でコミュニケーションできないことが、「孤立感」「疎外感」「ＱＯＬ（クオリティ・オブ・ライフ／生活の質）」の低下をきたし、能力を正しく評価されにくく、誤解される可能性があるのです。

「きこえ」を取り戻して、体と心と脳をアンチエイジング！

聴力の低下は単純に「きこえ」の問題だけでなく、コミュニケーションやメンタルヘルス、認知症の発症などさまざまな問題と深く関わっています。

ですから、**「きこえをよくすること」が、体と心と脳のアンチエイジングにつながる**と捉えていいでしょう。

実際、それまで聴力が落ちていた人が**補聴器をつけて「きこえ」を取り戻すと、パッと表情が明るくなります。**

きこえなかったことで「仕方ない」とあきらめていた音が昔のそれに近くきこえることから、自信を取り戻し、生活に意欲的・積極的になります。

すると、さらに生き生きとした表情になって見た目が若返り、行動も若返っていくのです。

今からできる「耳にやさしい生活」とは？

加齢性難聴は、老化現象の一種で誰にでも起こりうるものですが、病気としても扱われています。

その原因としては、「蝸牛《かぎゅう》内の酸化ストレスの蓄積」があげられており、その要因として騒音曝露《ばくろ》歴（騒音職場で長く働いた、長時間ヘッドホンで音楽を聴く習慣があるなど）、遺伝、人種差、喫煙、飲酒、糖尿病、循環器疾患、性ホルモンの変化などが考えられます。

つまり、これらの要因を減らすことが難聴の進行を遅らせる、加齢以外の原因を避けるという意味での予防法となります。

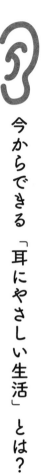

この中で、自分で意識して回避できるのは「騒音曝露」「喫煙」「飲酒」です。

騒音に関しては、「スーダンのマバアン族の聴力検査では、高齢者まで聴力が保たれている」と60年前にローゼンが報告しているように、現代社会では加齢性難聴の進行に騒音など環境要因が関与していることが明らかです。

最近のコロナ禍においては電車も窓を少し開けて走行しており、対向電車の通過などでは大きな騒音を経験しますし、地下鉄の走行音も大きいですね。

騒音職場では耳栓や耳覆いをつけるように規制がありますが、こうした日常生活で経験する騒音にも耳栓で対処するのがいいと思います。


また、老化に関わる酸化ストレスによる「フリーラジカル」（体を酸化させ、錆びさせる活性酸素）を消去することをうたったサプリメントもあります。動物実験では東京大学のグループがαリポ酸、コエンザイムQ、N-アセチルシステインなどが有効という報告をしています。

まだヒトでの大規模な臨床研究の結果は出ていませんので、現段階では加齢性難聴に有効だとする証拠はありませんが、期待しましょう。

カロリー制限が生物寿命を延ばすだけでなく、酸化ストレスによる内耳細胞障害を抑制することにより加齢性難聴も防止するということが動物実験で実証されています。カロリー制限と抗酸化物質摂取という両面からのアプローチが加齢性難聴の予防法といえます。

「耳にやさしい生活」を心がけよう

□大音量でテレビを見たり音楽をきいたりしない
□騒音など、大きな音が常時出ている所を避ける
□騒音下で仕事をしている人は耳栓をし、そこでの長時間の作業を避ける
□静かな場所で耳を休ませる時間を作る
□生活習慣病の管理を受ける
□腹八分目の栄養バランスがとれた食事を摂る
□適度な運動をする
□規則正しい睡眠をとる
□禁煙し、過度な飲酒を慎む

さあ、あなたはこの中のうち、いくつ当てはまりますか?
耳にやさしい生活をしていますか?

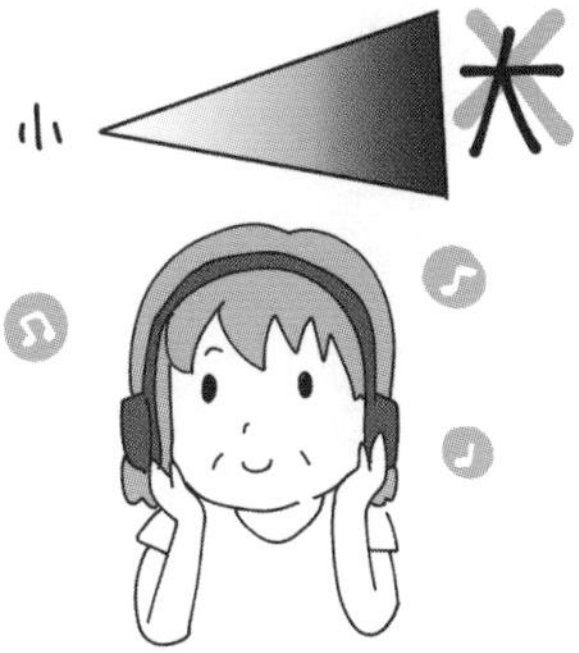

大音量できかない

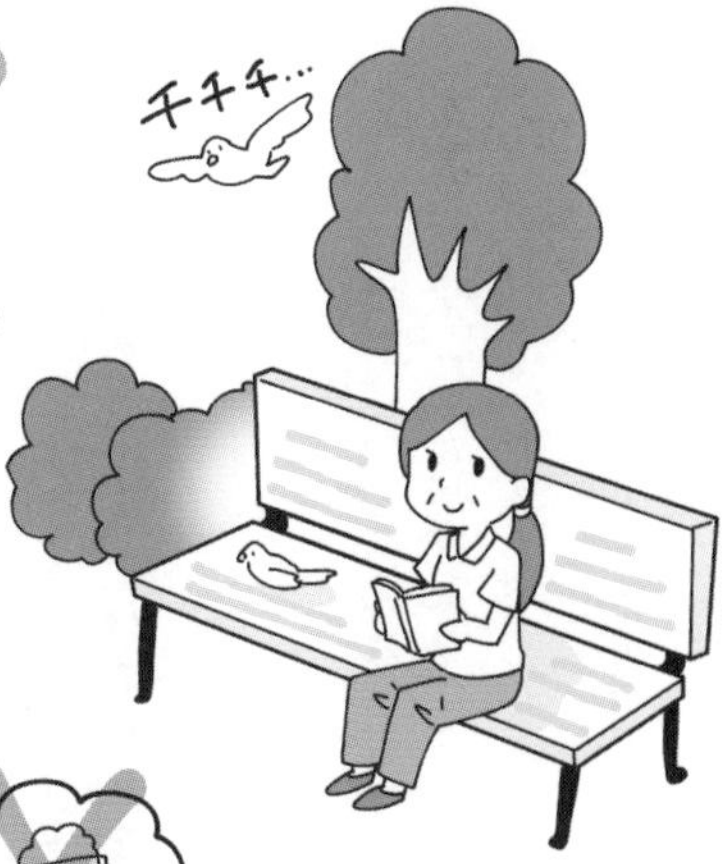

耳を休ませる

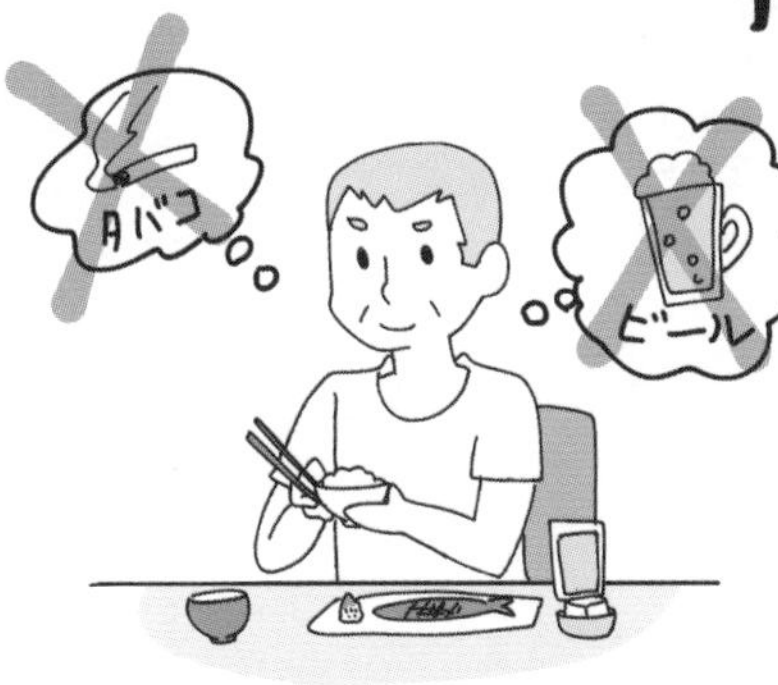

禁煙・過度な飲酒は
慎む

「無視された」のではなく、自分が「きこえていない」だけ

ある高齢の男性が奥さまと一緒に、当クリニックに相談に来られたときのことです。

男　性「うちの女房は私の話にろくに返事をしない、無視するんですよ」
奥さま「そんなことないんですよ、先生。私はちゃんと返事をしています」

そう！　奥さまはご主人の話しかけに対して、いつもきちんと答えているのに、「きこえ」が悪くなっているご主人にはそれがまったくきこえていなかったのです。

こんなふうに「きこえの低下」でイライラしたり、それが夫婦ゲンカのタネになったりということは、日常生活で結構ありがちなこと。

こんな行き違いがなくなって、イライラや夫婦ゲンカが少なくなる――、「きこえ」の問題が解決すると、家族の問題も解消されるのです。

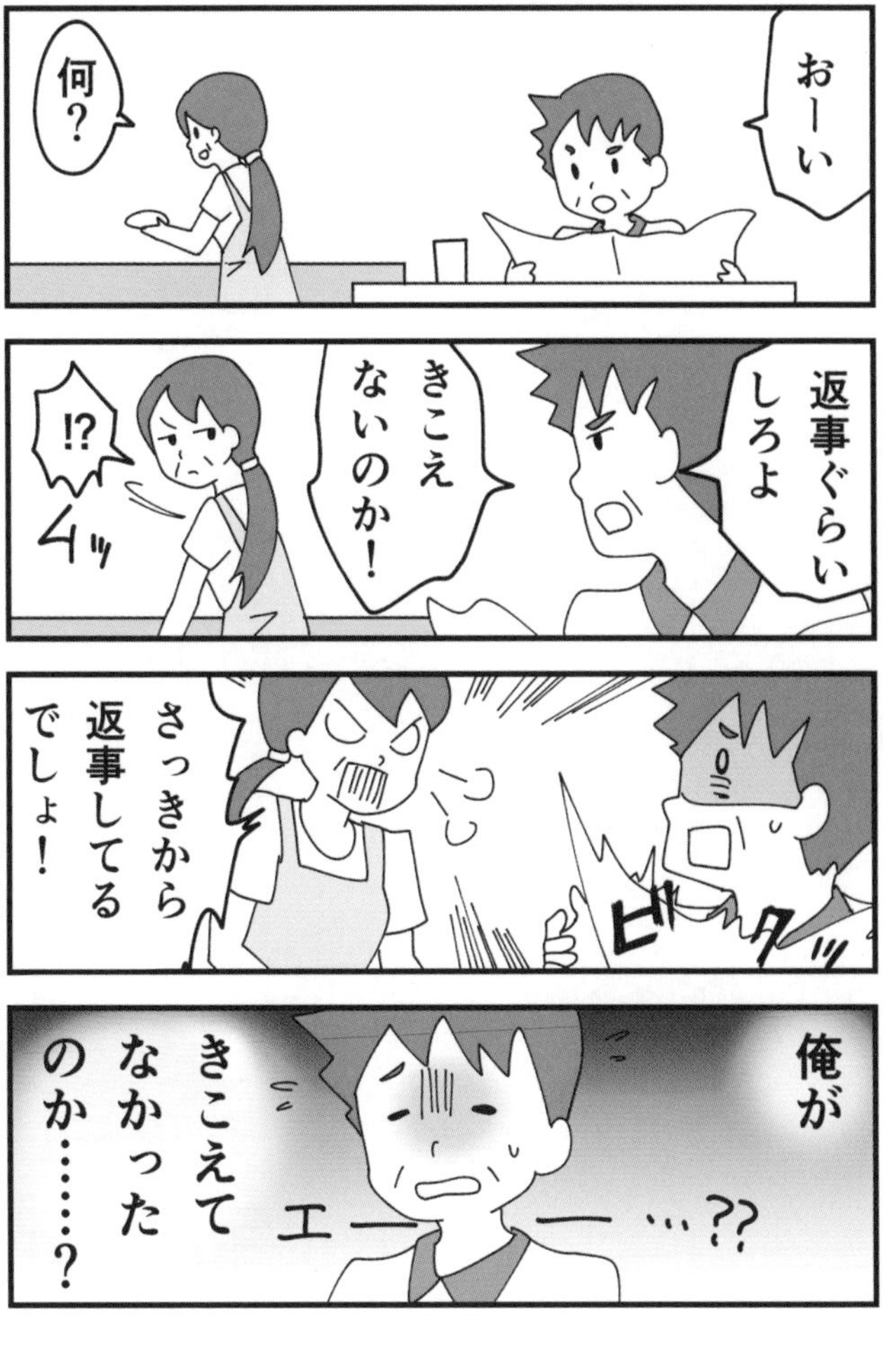

おーい
何？
返事ぐらいしろよ
きこえないのか！
!?
ムッ
さっきから返事してるでしょ！
ビクッ
俺がきこえてなかったのか……？
エーー…??

第2章

「きこえる」「きこえない」って、どんなこと?

～耳の基礎知識と「きこえ」「難聴」について

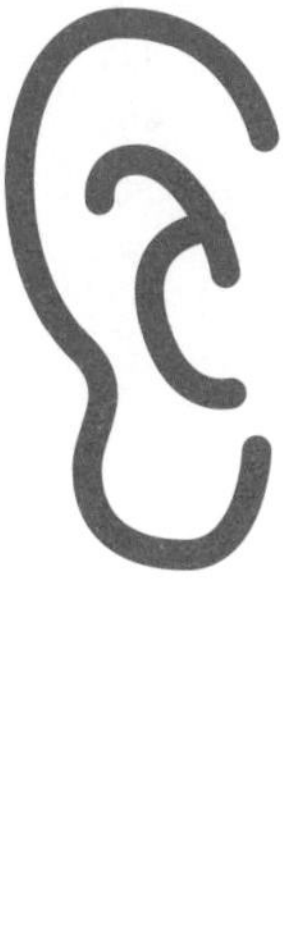

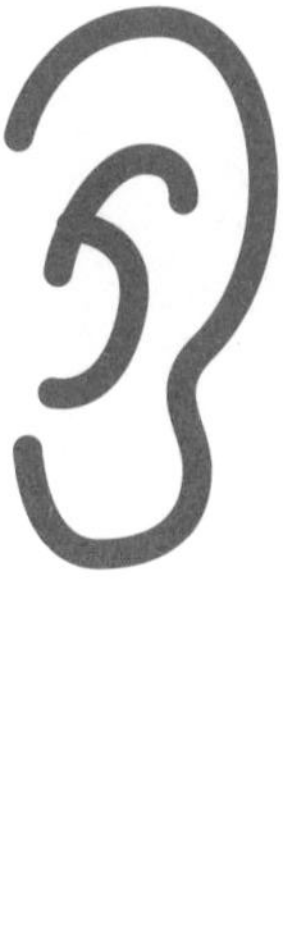

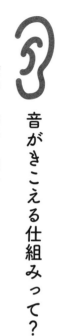

音がきこえる仕組みって？

耳は「外耳《がいじ》」「中耳《ちゅうじ》」「内耳《ないじ》」から成り立ち、「音を伝える部分」（伝音系《でんおんけい》）と「音を感じる部分」（感音系《かんおんけい》）の大きく2つに分けられます。

簡単に説明すると、外耳は音を集めて鼓膜をふるわせます。そのふるえ（振動）を内耳に効率よく伝えるのが中耳。内耳はそのふるえを電気的な信号に変えて脳に伝えます。その信号が脳に伝わってようやく私たちは「きこえる」と感じるのです。

「きこえ」は耳が主役と考えがちですが、本当は耳から脳までの聴覚系全体の作業なのです。

「伝音系」～音を伝える部分

〈外耳〉

音は、外見上の耳（耳介《じかい》）から、耳の穴（外耳道《がいじどう》）に入ります。外耳道は2回カーブしたS字状で、まっすぐではありません。

音は、この外耳道の突き当たりにある膜（鼓膜）を振動させます。鼓膜は直径8～10㎜で、3層からなり、厚さはわずか0・1㎜ほど。外側の層は外耳道皮膚とつながり、ここが耳垢のできる出発点です。


〈中耳〉


鼓膜の奥には3つの骨（耳小骨《じしょうこつ》）が並び、つながっていて、音は順に伝わります。

このうちの3番目の骨を〝アブミ骨〟といいます。人間の身体には約200個の骨がありますが、その中で一番小さい骨で、だいたい米粒くらいの大きさです。アブミ骨は、カタツムリの形をした内耳（蝸牛《かぎゅう》）にはまっています。

鼓膜とアブミ骨の底（内耳にはまる部分）の部分の面積の違い、それに耳小骨の間の「てこ比」により、外耳道に入った音の圧は内耳に達するまでに約30倍に大きくなります。

中耳と咽《のど》の上の部分（上咽頭《じょういんとう》）は管（耳管《じかん》）でつながっています。耳管は通常は閉じていますが、唾を呑み込むと開いて、中耳の圧と咽の奥の圧を同じにします。

エレベーターで急に高い所に上がったり、飛行機が着陸するなど気圧の変化で耳がきこえにくくなるのは中耳の圧が変化し、鼓膜が引っ込み、動きが悪くなるためです。唾を飲み込むと耳管から中耳へ空気が送り込まれ、中耳の圧が鼓膜の外の外耳道の圧と同じになり、鼓膜の位置も戻って「きこえ」も戻ります。

「感音系」～音を感じる部分

〈内耳〉

内耳は、聴覚に関係する蝸牛と、平衡感覚に関係する三半規管、前庭《ぜんてい》とで成り立っています。

蝸牛は液体（リンパ）で満たされた水槽のような器官で、大きさは大豆くらい。蝸牛の中には、音を伝える役割を担う数万本の毛が生えた感覚細胞（有毛細胞）が並んでいて、リンパの中に浸かっています。

アブミ骨の動きがリンパを振動させ、この振動が有毛細胞に感知されて、その活動が蝸牛内に存在する「ラセン神経節細胞」に伝えられます。

図2 「きこえ」のしくみ（音が伝わる経路）

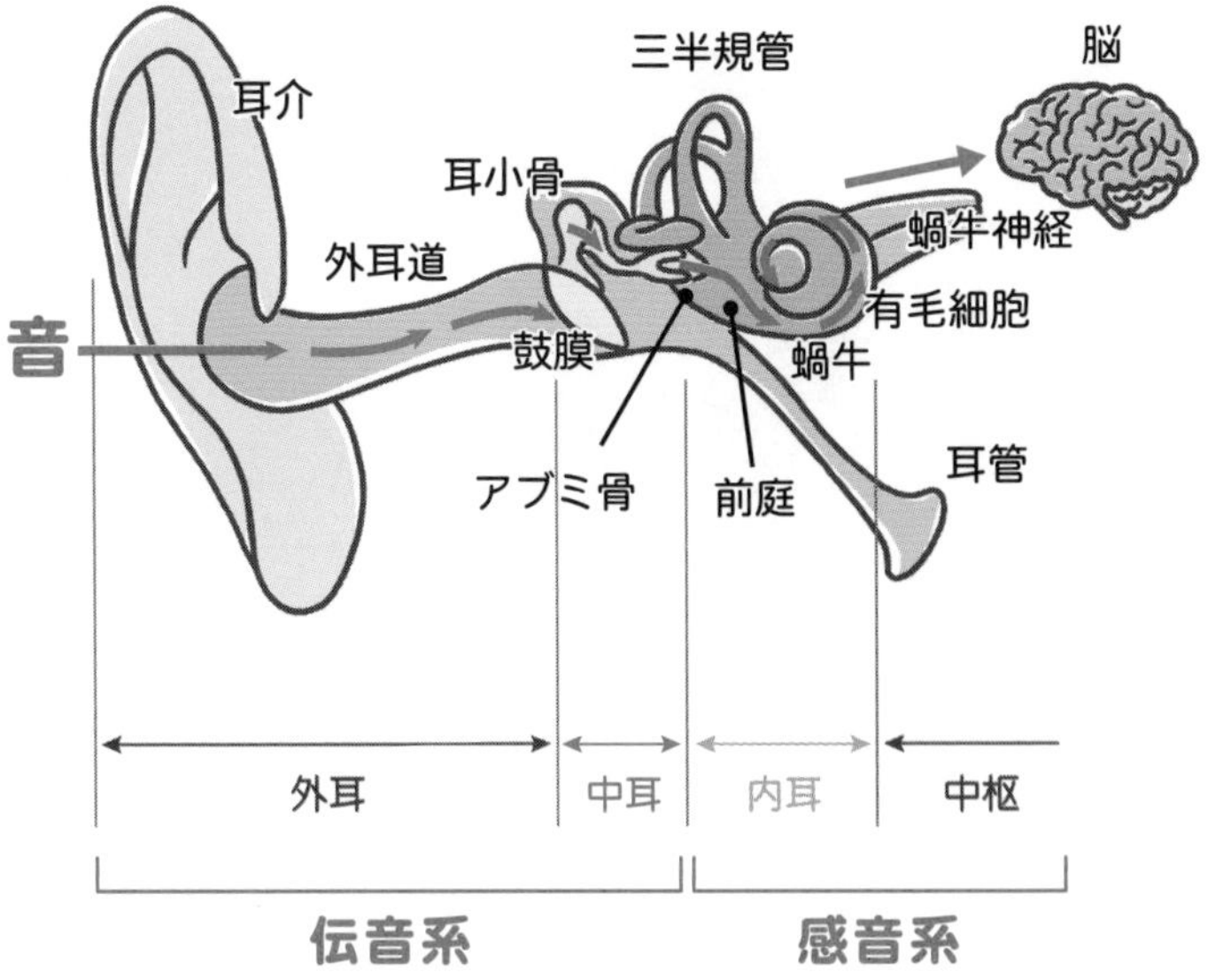

外耳、中耳、内耳、蝸牛神経、
そして大脳の見事な連携プレーで音はきこえる！

（日本耳鼻咽喉科学会ホームページ　「Hear well, Enjoy life」を改変）

〈蝸牛神経（聴神経）〉および〈中枢〉

ラセン神経節からの情報は蝸牛神経を通り、脳幹でニューロンを乗り換えながら大脳の聴覚野に達して、「きこえる」と感じ、音（ことば）を認識するのです。

ちなみに、耳が左右に2つあることで、音がする方向を正しく知ることができます。たとえば、正面から音がくると、左右の耳にほぼ同時に音が届きます。左方向から音がくると、左耳にはすぐ音が届きますが、右耳には顔をまわり込んで音が届くため音質や音の大きささも変わって届きます。

定期的に、耳鼻咽喉科で「聴力検査」を受けよう

「きこえ」に問題がない人（健聴者）のきこえ方ときこえにくさを持つ人（難聴者）のきこえ方に差があるのは当然です。そして、健聴者でもきこえ方に個人差があり、難聴者にも個人差があり、一人の耳でも左右のきこえ方に差があります。つまり、同じ聴力は存在しないといってよいでしょう。

就職時や健康診断時に簡単な聴力検査が行われますが、こうした検査では聴力の全体像（聴力レベル、聴力タイプ、難聴の種類）を見ることはできません。自分がどれぐらいきこえているのか、あるいはきこえていないかは、耳の具合が悪くなって耳鼻咽喉科を受診して聴力を検査し、そのとき初めて知るという方が多いでしょう。

自分の聴力をきちんと知って、必ずやってくる「きこえ」の低下に備えるため、耳鼻咽喉科での聴力検査を早めに、そして定期的に受けることをおすすめします。

どれくらい小さな音がきき取れるかを確認する「純音聴力検査」

基本となる検査は「純音聴力検査」で、オージオメータという機械を用いてどれ位小さい音がきこえるかを調べます。気導受話器（ヘッドホン）を耳に当てる、骨導受話器を当てるというやり方があります。

機械からは「ピッピッピ」、「ブッブッブ」というような高い音や低い音がきこえてきて、音がかすかにでもきこえたらボタンを押します。この音に反応したレベルが聴力閾値《いきち》になり、これを周波数別につなげたグラフを「オージオグラム」と呼びます。

オージオグラムでは、横軸が周波数、縦軸が聴力レベルを表します。聴力レベルの単位はdB（デシベル）ですが、これは正確にはdBＨＬ（ヒヤリングレベル）です。

０dBが健聴な耳にきこえる一番小さい音と決めた音量表現単位で、下に向かい数字が大きくなるほど大きな音になります。周波数であるHz（ヘルツ）は音の高さを表す単位です。数字が大きくなるほど周波数が高くなり、聴力検査では１２５Hzから８０００Hzまでを扱います。

図3 聴力検査時の受話器

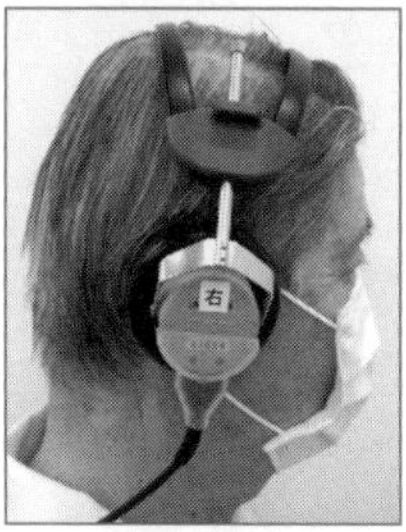

気導受話器

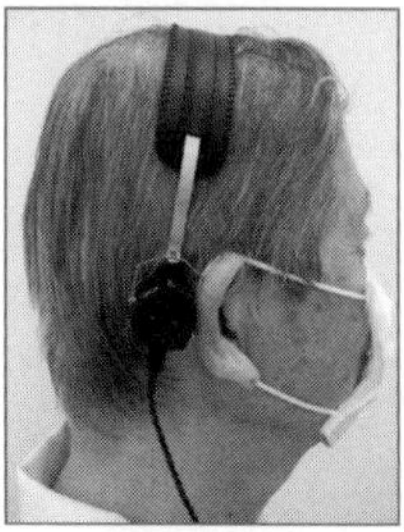

骨導受話器

ことばをどれだけ正確にきき分けられるかを調べる「語音聴力検査」

基本となる検査には「語音聴力検査」というものもあります。これもオージオメータを用いる検査で、気導受話器（ヘッドホン）を耳に当てて行います。

この検査では、「ア」「キ」などきこえてきた音をきこえた通りに順番に書く（語音弁別検査）方法が選ばれることが多いでしょう。

語音弁別検査では音の大きさを変えて4通りほどチェックして、正答率を調べます。そして、一番正答率の高いところを「最高語音明瞭度」と呼び、この数値からことばをどれだけ正確にきき分けられるかを確認します。

きちんとした「聴力検査」のススメ

しかしこうした聴力検査を、すべての国民が受けているわけではありません。小中学生であれば学校健診で、勤労者であれば事業者責任の職場健診で選別聴力検査を受けるでしょう。

ただしこの場合は、検査するのは1000Hzと4000Hzのみで、前者では1000Hzの30dBと4000Hzの25dB、後者では1000Hzの30dBと4000Hzの40dBの音がきこえるかどうかで済ませることが多いのです。

その他の人は、本人の意思で、自ら耳鼻咽喉科に足を運んで受けなければなりません。

さらに、「私のことばがわかりますか?」と対面で問う会話法聴力検査があります。ですが、ことばがきき取りにくいので、どうしたらいいかと医師を訪れた患者さんに、この検査をするのは不適切です。

診察室は恐らく静寂な場所であろうし、医師の声の大きさも人によってばらばらで、患者さんもきき取ろうと注意してきいています。これで「わかる」となっても、患者さんが実生活を送るときに感じるきき取りにくさは推測しにくいものです。すでに何らかの不便さがあるために受診しているときには、医師はきちんとオージオメータによる聴力検査をすべきです。

加齢性難聴の多くは退職した頃から高音域がきこえにくくなり、次第に不便さを感じるようになるものです。

こうした現実から考えると、退職後は積極的・定期的に聴力検査を受けることが、難聴の予防や改善につながるといえるでしょう。

自分でも簡単に聴力をチェックできる

今まで述べてきたように、自分の聴力を知るには耳鼻咽喉科を受診して検査を受けることが基本ですが、今ではスマホやパソコンで利用できるオンライン上の聴力測定ソフトがいろいろな機関、メーカーから提供されています。

代表的なのは、
・ＷＨＯのＨＰからダウンロードできる「hearWHO」
https://www.who.int/health-topics/hearing-loss/hearwho

・日本耳鼻咽喉科学会が推奨する、ことばの認識状態を可視化する語音聴取チェックアプリ「みんなの聴脳力チェック」などです。

また、「聴力スクリーナー」といって、簡単に聴力測定ができる器械も市販されています。ポケットサイズで耳に当てて、５００、１０００、２０００、４０００Hzにわたり、40dBから80dBまで10dBおきの5段階の音圧を出して測定できるものです。

人がきくことができる「音の高さ」と「言語帯域」

人がきくことができる音の高さ（周波数）の範囲は20～２００００Hzと広いのですが、話しことばの重要な成分はそのうちの５００～３０００Hzにあります（言語帯域）。

検査で得られた５００、１０００、２０００Hzの値から算出した平均聴力レベルを参考にして、不便さを推測します。

図4 「きこえ」と「ことば」：言語帯域と可聴周波数

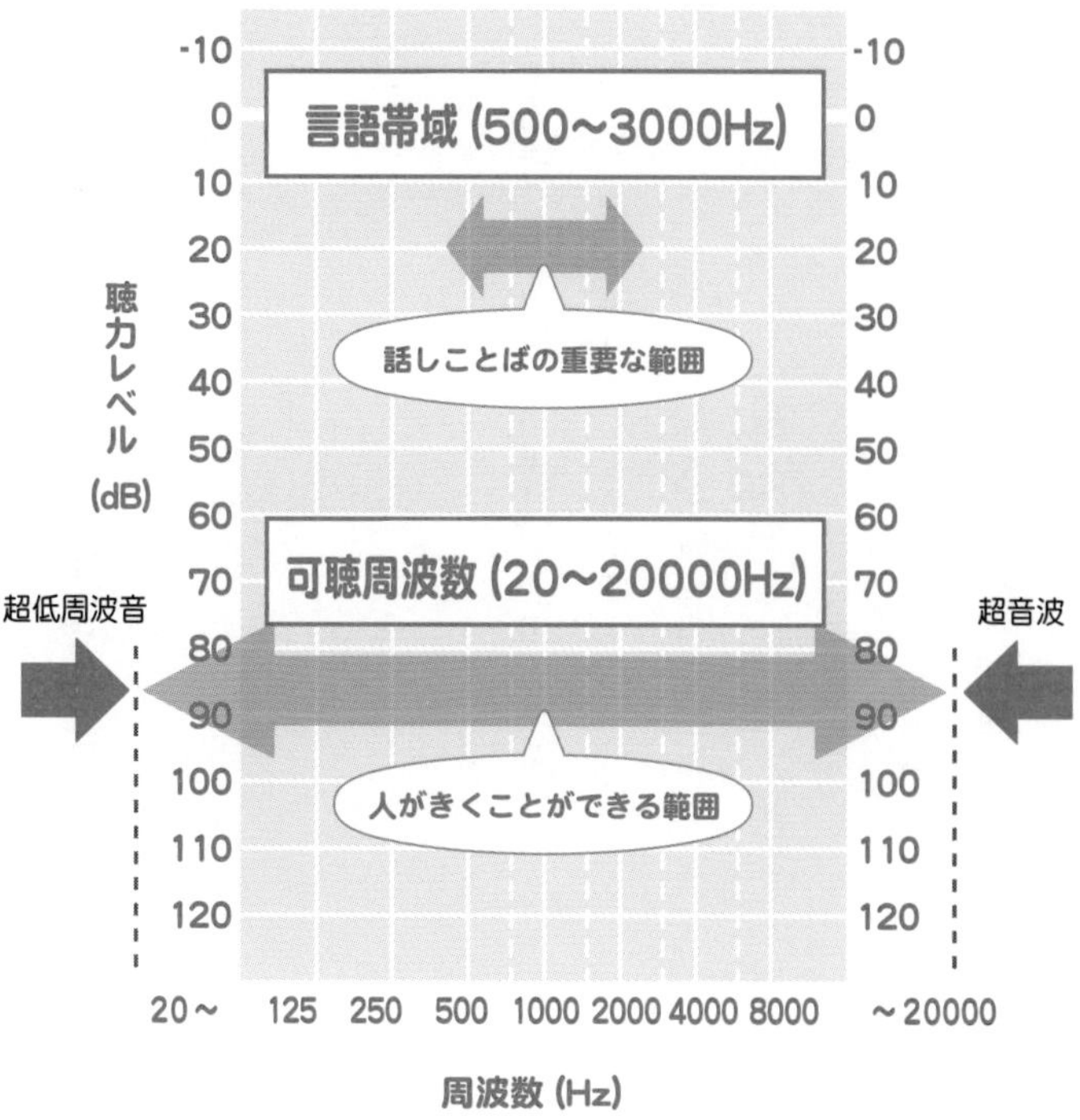

難聴のレベルは「4段階」に分けられます

難聴の聴力レベルは次の「4段階」に分けられ、日常生活の不便さはレベルによって異なります。

〔難聴の程度分類〕

軽度難聴：平均聴力レベル　25dB以上―40dB未満
小さな声や騒音下での会話の聞き間違いや聞き取り困難を自覚する。
会議などでの聞き取り改善目的では、補聴器の適応となることもある。

中等度難聴：平均聴力レベル　40dB以上―70dB未満
普通の大きさの声の会話の聞き間違いや聞き取り困難を自覚する。
補聴器の良い適応となる。

高度難聴：平均聴力レベル　70dB以上－90dB未満
非常に大きい声か補聴器を用いないと会話が聞こえない。
聞こえても聞き取りには限界がある。

重度難聴：平均聴力レベル　90dB以上
補聴器でも、聞き取れないことが多い。
人工内耳の装用が考慮される。

（日本聴覚医学会　2014）

「伝音難聴」は手術や補聴器で改善可能！

伝音系の器官に問題があることで、きこえにくくなるのが「伝音難聴」です。原因が外耳道炎、急性中耳炎などの場合、一時的な症状で、薬の投与などで改善することが多いです。

原因が滲出《しんしゅつ》性中耳炎、鼓膜穿孔《せんこう》（慢性中耳炎）、耳小骨外傷、耳硬化症などの場合、手術治療によって「きこえ」が改善することもあります。

耳垢が外耳道につまる耳垢栓塞は高齢者には意外に多くみられるトラブルです。高齢者が「急にきこえなくなった」ときの最も多い原因です。耳垢を除去するとただちに改善します。

たとえ原因疾患の治療が難しい場合でも、「きこえ」の改善をあきらめる必要はありません。補聴器を装用して適切な音を内耳に届けられれば、問題なくきこえることも多いので、耳鼻咽喉科を受診しましょう。

「感音難聴」は補聴器の装用が大切！

感音系器官の障害によって「きこえ」が低下するのが「感音難聴」です。

音を感知したり、増幅したりする役割がある有毛細胞の数が減少すると、音の情報をうまく脳に送ることができません。他の部位の病変も含め、感音難聴では、音信号の正しい伝達が妨げられているため、音を大きくしても正常な「きこえ」とはなりません。

感音難聴には急性のものと慢性のものがあります。急性の感音難聴（突発性難聴や音響外傷など）は早期の薬物治療等で改善するケースもあります。感音難聴のほとんどを占める慢性のもの（加齢性難聴、騒音性難聴、先天性難聴など）は、現在のところ治療で「きこえ」を取り戻すのは困難です。しかし、**補聴器で「きこえ」を補うことは可能です。**

伝音難聴と感音難聴の2つが合併した混合性難聴の場合、伝音難聴と感音難聴のどちらの症状が強いかは個人差があるため、症状に応じて各種治療や補聴器などを使用して対処します。

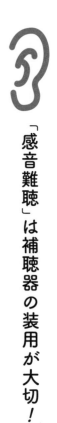

重度の「感音難聴」の治療〜「人工内耳」と「再生医療」

人工内耳

一般に補聴器で補聴ができるのは高度難聴までで、それ以上の難聴者には「人工内耳」手術が考慮されます。人工内耳とは、キャッチした音を人工的に電気信号に変え、その信号で直接聴神経を刺激する装置です。

体外装置である音を集めるマイク、その音を電気信号に変換するスピーチプロセッサー、信号を体内に送る送信コイル、送信コイルをつなぐケーブルと、体内装置である、耳介後の皮膚の下に埋め込まれる受信装置、蝸牛の中に埋め込む電極、とで構成されます。

今では年間1000例を超える手術が行われており、子どもでも1歳以上が適応となっています。人工内耳を通してきく音は機械的に合成された音であるため、術後にリハビリテーションを行うことが重要になります。

再生医療

京都大学の山中伸弥教授らによって世界で初めて作製されたｉＰＳ細胞を使った研究が内耳にも応用され始めました。このｉＰＳ細胞の技術を用いて、慶應義塾大学医学部耳鼻咽喉科学教室と生理学教室の共同研究チームにより蝸牛のほぼすべての種類の細胞が作製されています。

近い将来、さまざまな難聴の詳細な原因の解明はもちろん、病態に即した新しい治療法の開発がこの技術を用いてなされることでしょう。

京都大学耳鼻咽喉科学教室でもインシュリン様細胞増殖因子１（ＩＧＦ１）が蝸牛有毛細胞に対する種々の障害に対して保護効果を発揮し，シナプス再生誘導効果を持つことを見出《みいだ》し、再生医療としての人への応用が検討されています。

「認知症になりたくなければ、難聴に真剣に取り組まなければならない」という風潮が生まれたことにより、難聴治療への取り組みにギアが入ったといえます。

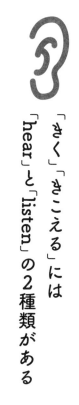

「きく」「きこえる」には「hear」と「listen」の2種類がある

「きく」を現わす漢字は「聞く」と「聴く」の2種類があります。みなさんはどんなふうに使い分けていますか？

岩波書店の『広辞苑』では、〝一般的には「聞く」を使い、注意深く耳を傾ける場合は「聴く」を使う〟と説明されています。また角川書店の『類語国語辞典』には、〝音や声を耳に感じるときは「聞く」、聞こえるものの内容を理解しようと思って進んで聞く場合は「聴く」〟とあります。

「洗濯機が回る音がきこえる」「隣家の犬の鳴き声がきこえてくる」のように、音や声を自然に感じる場合は、「聞く」「聞こえる」――。

「コンサートで演奏をきく」「講演をきく」のように、音が作る世界に心から引き込まれるような場合は、「聴く」「聴こえる」――。

というふうに使い分ける、という感じでしょうか。

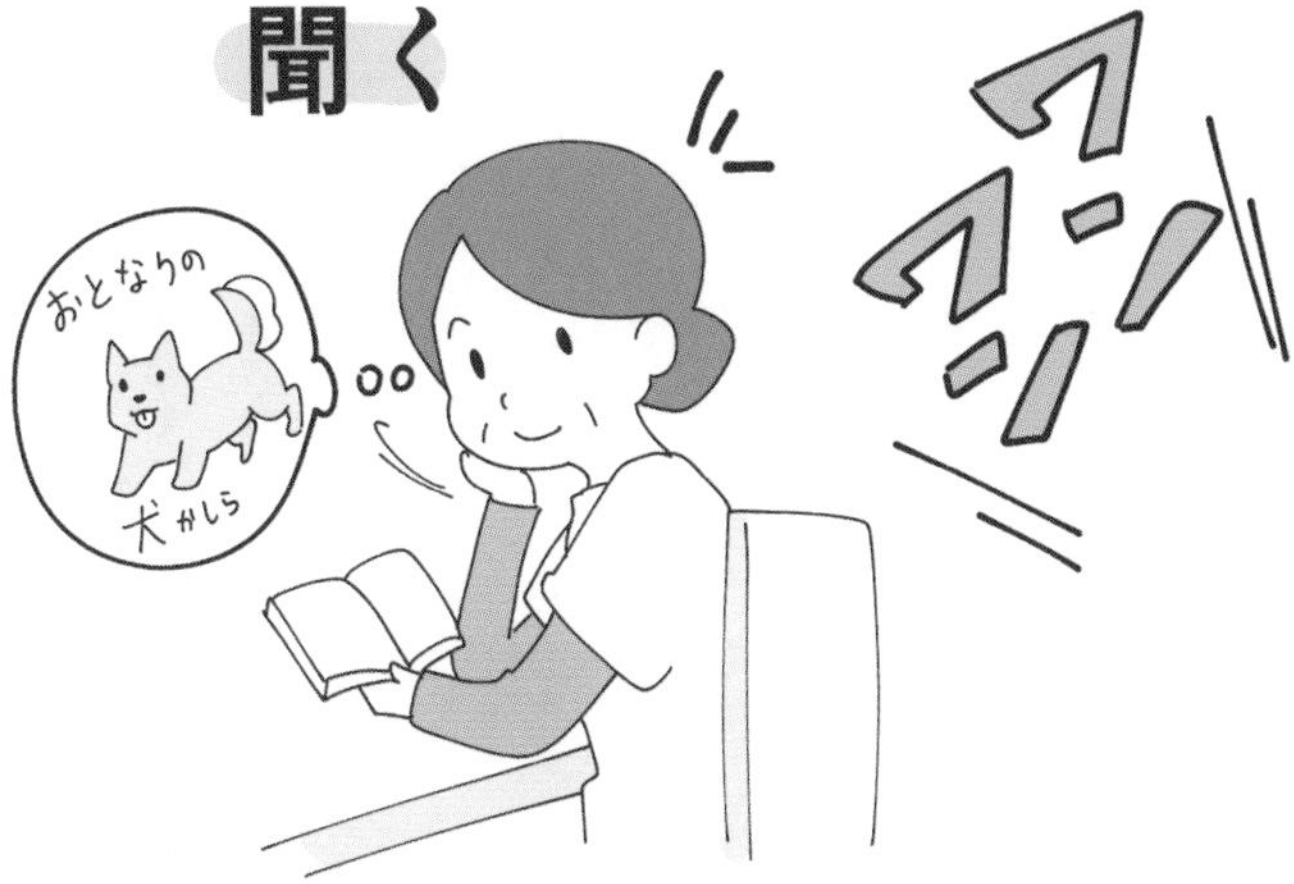
聞く
ワンワン
おとなりの
犬かしら

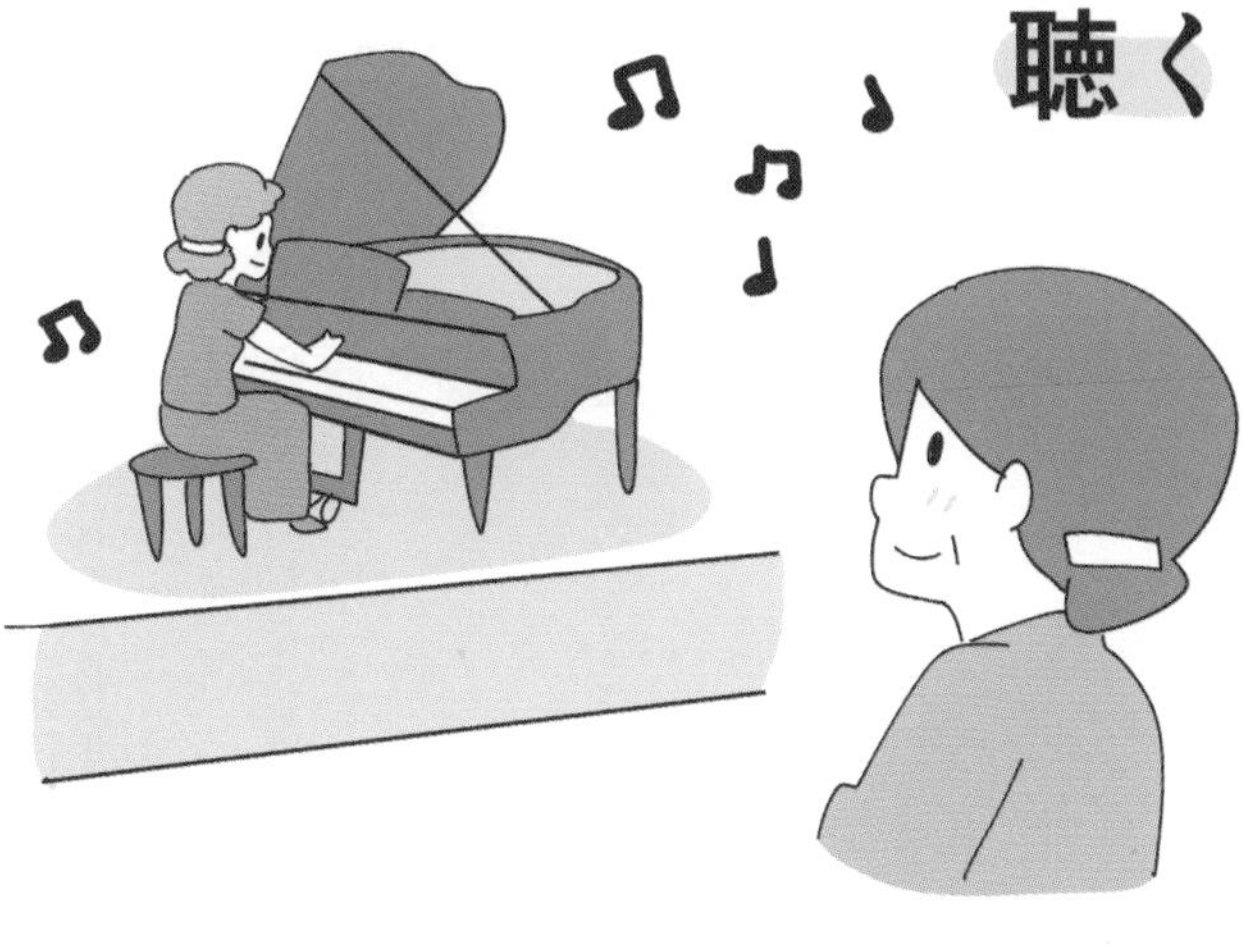
聴く

この使い分けは英語でも同じです。

聴覚で音を感じることはhear「聞く」、聴覚を用いつつ、心も十分に使って音を受け入れるときにはlisten「聴く」という単語を使います。

さらに積極的な姿勢で聴覚を使い、より深い認識を持とうとするときはlisten carefully「傾聴」を用います。

「聞く＝hear」「聴く＝listen」を自在にスイッチ

人の「きこえ」は、通常「hear」の状態にあります。そして興味があるもの、知りたい情報などが流れると、聴く「listen」の状態に自然に切り替わります。

「listen」のときは、耳に入ってくる情報（音）に集中して内容を理解できるとうれしく楽しい気持ちになる。聴いた後は心地よい疲れや充実感を感じるでしょう。そして、聴き終わると、再び「hear」の状態に戻ります。

つまり、人は「hear」から「listen」へ、「listen」から「hear」へと自在にそのスイッチを切り替えて生活しています。しかし、このように「hear」と「listen」の状態を自然に自由に行ったり来たりするためには、音や声がラクにきこえなければなりません。

聴力が低下していると、「hear」ではきき取れないため、集中してきく「listen」することになります。でも、これは健聴者が「listen」する状態とはちょっと異なります。聴力の低下に周囲の騒がしさが加わると、なおさら快適に「きく」状態とは程遠くなり、多くの人がストレスを感じるでしょう。

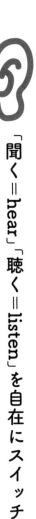

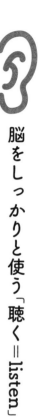

脳をしっかりと使う「聴く＝listen」

適度な「listen」は知的な好奇心を刺激されるので楽しく、面白いものです。また「知りたい」ときに「listen」できくと得るものが多く、満足感や充実感につながるでしょう。とはいえ、いつも「listen」ばかりでは疲れてしまいます。

集中力が必要とされる「listen」は脳をしっかりと使うので、糖の消費量（脳が働くためのエネルギー源は糖です）が増します。そのため「listen」の状態が続くと、その後何か甘いものが食べたくなることが多いでしょう。

「聴力が低下する＝音を小さく感じる」ことですが、逆に耳に入ってくる音が大き過ぎるのも問題です。

大きな音は「listen」しようとしなくても「hear」で十分にきこえます。それは一見ラクで快適なように思えますが、「集中してきかなくていい＝考えなくていい」ということにつながります。場合によっては音が大き過ぎるため、「考えたくなくなる」可能性もあるかもしれません。

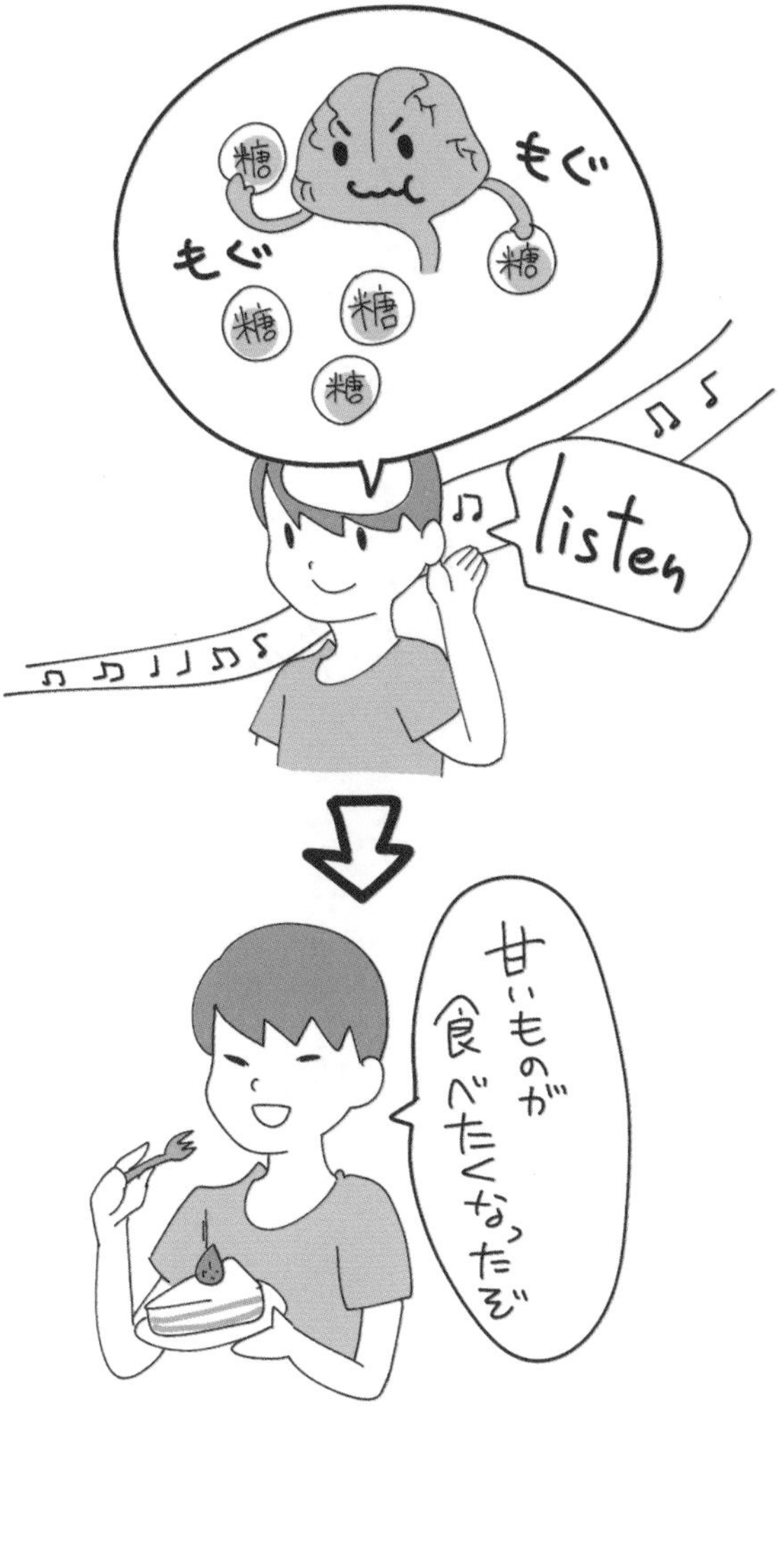
もぐ
もぐ
糖
糖
糖
糖
糖
listen
甘いものが食べたくなったぞ

「きこえ」が低下すると、脳や視覚で補う!?

日常生活でのやりとりでは、すべての音を完全に正しくきき取っていないことも、よくあります。たとえば、車の走行音や宣伝の音など雑音の多い信号待ちの交差点、大勢の人の話し声が飛び交う居酒屋など、多少騒がしい場所で、「きき取りにくい」という経験をしたことのある人は多いでしょう。それでもよく知っている相手だったり、話の内容がなじみのあるものなら比較的スムーズに会話ができます。

なぜかというと、それまでの相手との関係性や会話のテーマから、ことばの選び方や使い方によって「その人が言いそうなこと」「次はこんなことを言うだろう」と、ある程度会話の流れを推測できるからです。これは「脳の補償」といって、実際にはきき取れていない部分を、脳が補っている状態です。

ただし、いくら脳が「きこえ」を補ってくれるといっても限界はあります。耳から入ってくる情報が不十分な場合は、話している相手の顔や表情を見るでしょう。これは「きこえ」を補うため、視覚も利用しているのです。

「うるさい」「うるさくない」は脳がジャッジ

静かな土地にしばらくいた後、新幹線で都内に戻ってきて、東京駅に降りたとたんに「ウワーッ」とさまざまな音が押し寄せてきて、とても驚くことがあります。

「東京とは何て騒がしい場所だろう」「うるさいな」「落ち着かないな」と感じてしまいます……。

「鉄道線路や幹線道路の脇など、うるさい場所には住めない……」と思うものですが、実際に暮らしている人に話をきくと、「最初はうるさい気がしたけど、すぐに慣れたよ」といいますね。

地方から東京に引っ越してくると、初めは「ひどい騒音だ」と感じていた地下鉄の騒音、車の走行音やクラクションなどにも慣れて、さほど気にならなくなります。

つまり、「ここではこういう音がするものだ」と思うと、気にならなくなるのです。

これは、音をきいているのが耳だけではないからです。その音を「うるさい」と感じるかどうかは、そのときの「脳」次第というわけです。

自分の都合や状況・目的によって、その音を邪魔に思ったり、逆に必要に思うこともあります。

音は、きく人に主観的に判断されるので、いかなる音も〝騒音〟や〝雑音〟となりうるのです。

脳は、必要のない音はきき流し、必要な音は受け入れる

私たちの身の周りには、さまざまな音（ことばも含めて）が存在しています。たとえば、工場の稼働音、建築現場や道路工事の作業音など、いわゆる騒音といわれる音も少なくありません。でも、私たちの脳はそうした騒音をきき流して、きこえていることを意識しない、忘れさせてしまう力を持っています。

もし脳にそうした力がなければ、多くの人が騒音でイライラしたり睡眠がとれなかったりして、たちまち健康を害してしまうでしょう。

一方、家の中では炊飯器、電子レンジ、オーブントースター、洗濯機などの家電製品が「チン」「ピーピー」など、さまざまな音を出して作業が終了したことを私たちに伝えてくれます。

最近の風呂の給湯器からは「お風呂が沸きました」というメッセージが流れるものもあり、私たちはそれを当たり前のように受け入れ、使っています。

でも、こうした家電製品の電子音がきき取りにくかったとしても、実はそんなに不便ではないはずです。なぜならば自分のそれまでの生活体験で、「そろそろ電子レンジが止まる頃だろう」「風呂も沸くだろう」と予想ができるからです。

もし「音がきこえなかったけど、そろそろ風呂は沸いたかな」と思ったら、実際に浴室に行って確かめればいいでしょう。衰えた「きこえ」を視覚など、他の能力で補うこともできます。

「きこえない」もさまざまある

人が「きこえない」と表現する場合、どういうことを意味しているでしょうか。

・音がまったく耳に入ってこない
・小さい音がきこえなくて、大きな音はきこえる
・声はきこえるが、何を言っているのかわからない
・Aさんのことばははっきりしているからきき取れるけれど、Bさんのことばはモゴモゴしてきき取れない
・早口でしゃべることばがわからない
・騒がしい場所に行くと、急にことばがきき取りにくくなる
・音が響いたり割れたりしてきき取りにくい

などがあげられます。

このように、一口に「きこえない」といっても意味する内容はさまざまです。

これをまとめると、「音の大きさに関係するもの」「ことばの明瞭さに関係するもの」「ことばの速さに関係するもの」「周囲の音の存在に関係するもの」「心地よさに関係するもの」に大きく分類されます。

生活環境、生活スタイル、職業などによって、きこえにくさで感じる不自由、不便さは異なります。

第4章でくわしく説明しますが、「きこえ」を補うツール・補聴器を調整するとき、「きこえる」「きこえない」だけでなく、その人がどんな環境でどんな暮らし方をしているのか、そして現在のきこえ方のどこに不満があり、何に困っているのかまでを正確に表現してもらうように努めています。

そうした患者さんからのヒヤリングがしっかりできて初めて、補聴器の調整が適切に行われ、患者さんの満足度も向上するからです。

聴力が低下して一生懸命きいて（listen）もよくきき取れないと「今、何て言ったの？」

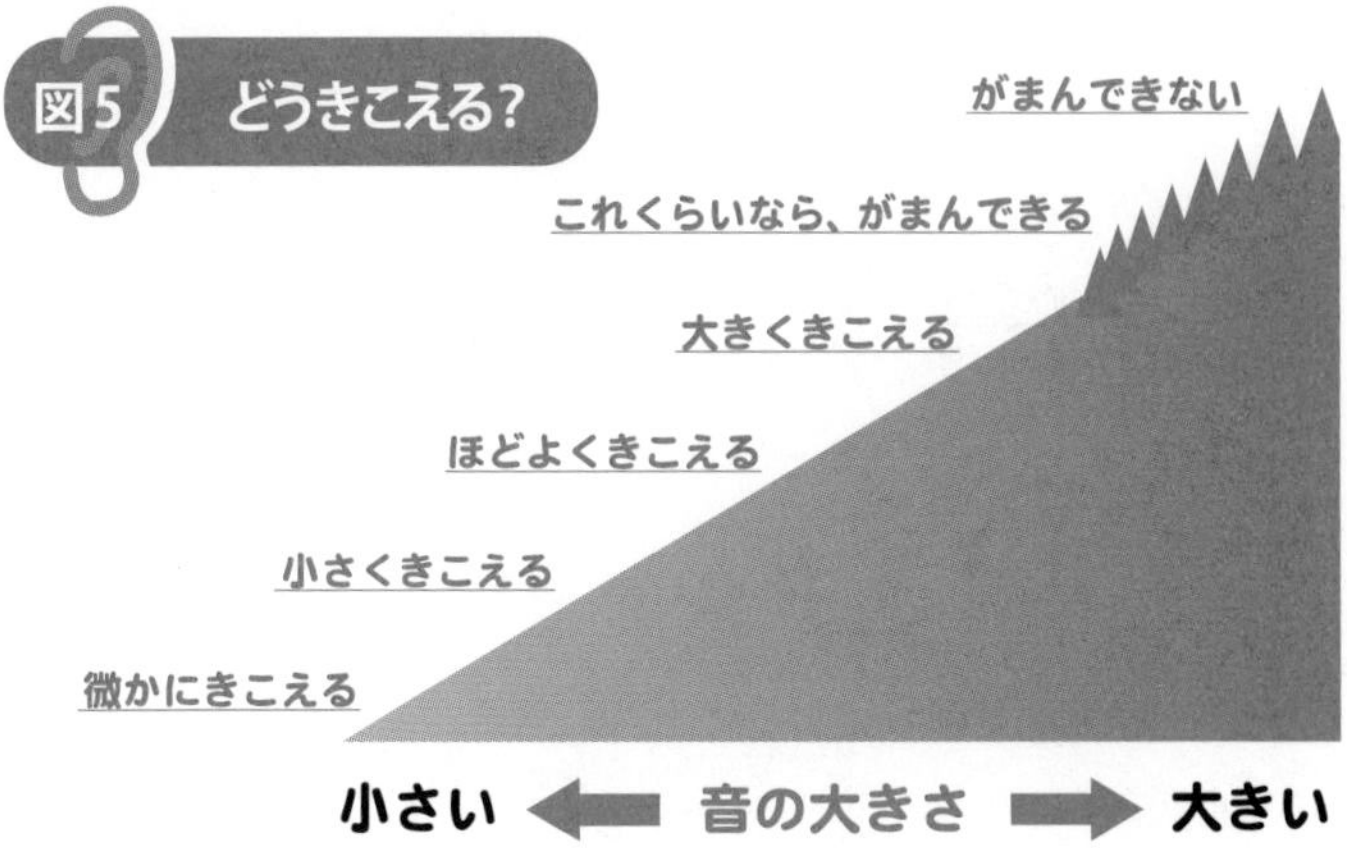
図5 どうきこえる?
がまんできない
これくらいなら、がまんできる
大きくきこえる
ほどよくきこえる
小さくきこえる
微かにきこえる
小さい
音の大きさ
大きい

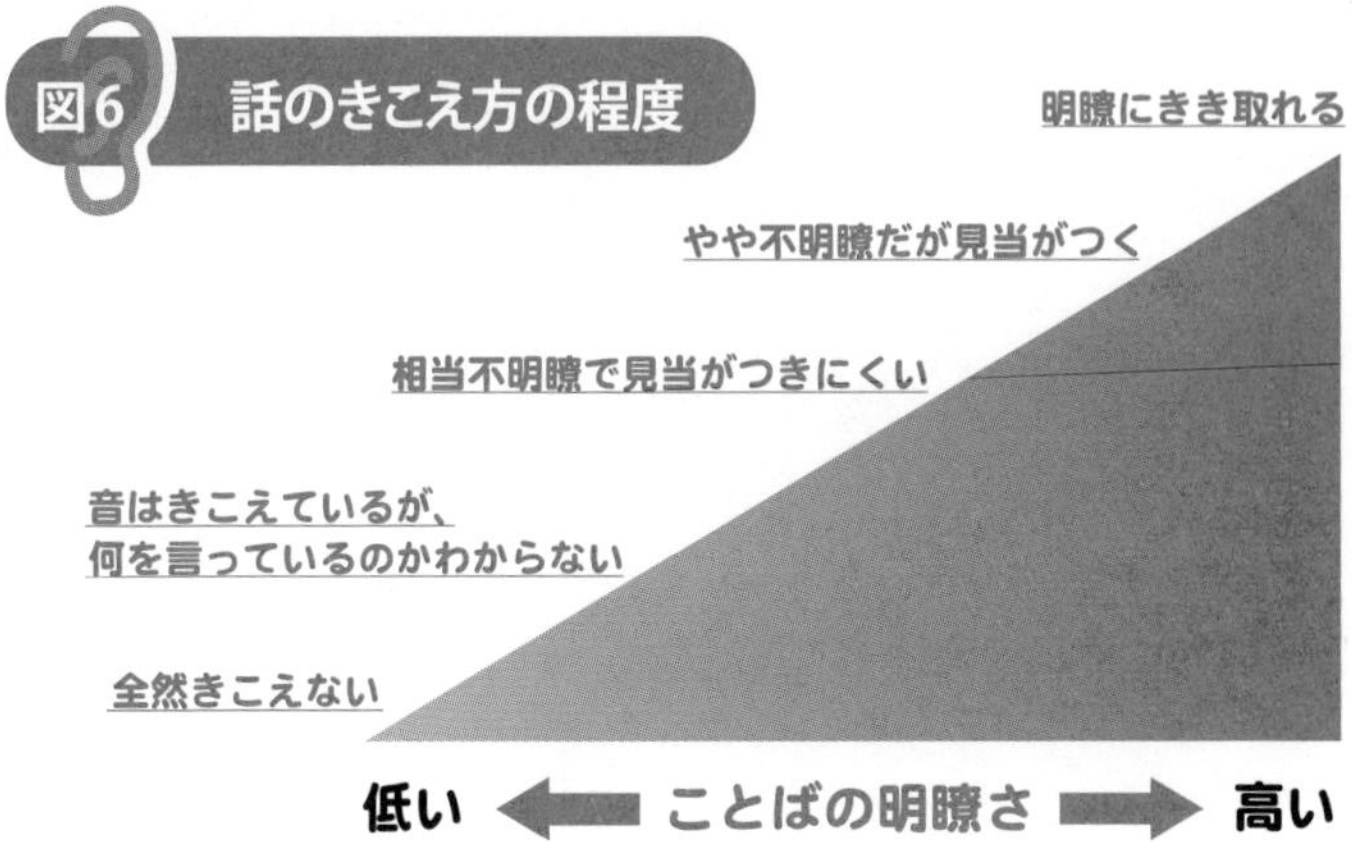
図6 話のきこえ方の程度
明瞭にきき取れる
やや不明瞭だが見当がつく
相当不明瞭で見当がつきにくい
音はきこえているが、
何を言っているのかわからない
全然きこえない
低い
ことばの明瞭さ
高い

※イメージ図です

「もう1回言って」と相手に頼みます。それでもきこえない。もう1回頼む――。

そんなことを繰り返していると、やがて相手を気づかって「もう1回言って」と頼めなくなるものです。ふつうは2回が限度ですね。

そして本当はわかっていないけれど、わかったふりをして、笑ってごまかしたりする。場合によっては、正しくきき取れないためにトンチンカンな対応をして気まずい思いをすることもあるでしょう。

そうした経験を重ねると、話すことがこわくなって、だんだん人と交わるのを避けるようになる……。

何度もきき返したり、きき返されたりするのが面倒なので、「きこえ」が悪くなるとどうしても要点だけを伝える会話になりがちです。「きこえ」の悪い相手に、冗談やたわいない話を大声で繰り返しいうのは、周囲の人も面倒に感じてしまいます。

でも、冗談やたわいない話の中にこそ、私たちは気持ちのやりとりをしているもの。たわいない話ができない、それは何とつまらなく、味気ない生活でしょう。

きき取れなくなるとまず「hear」に不便さを感じ始めます。そして「ききたい」という気持ちが強くなり、「listen」を心がけるけれど、それでもわからない。すると日常生活の満足度が急激に落ちて消極的になりがちです。

でも「listen」にはレッスンが必要です。なぜなら「listen」は脳の関与が大きいものだから。そして、「listen」を助ける便利なツールが補聴器なのです。

話し手側にも、相手がきき取りやすくなる工夫が望まれます。「大きい声で話す」「近づいて話す」「耳元で話す」などは考えつく手段ですが、声を大きくしただけでは音が割れてきこえ、うるさいだけになり、話し手の顔もそういうときは怒った顔に近付きます。

1回で通じないと話し手もいらだちます。むしろ、**ゆっくり話すことが大切**です。しかし、どの程度ゆっくり話すのかという基準は設けられません。ですから、『**ゆったりと話す**』ことを心がけることが一番です。そうすれば難聴の人はことばを噛みしめるようにきき、脳が活動するのです。

コラム2

「補聴器」と「集音器」の違いって？

現在使われている「きこえ」を補うツールには「補聴器」の他に、「集音器」というものもあります。テレビの通販番組や新聞広告でよく見かけるもののほとんどは〝集音器〟です。

補聴器と集音器の共通点は次のとおりです。

・いずれも音を増幅（大きく）して、きき取りを補助する
・マイクロホン（音の入口）、アンプ（音を調整する重要な部分）、レシーバー（音の出口）から構成される
・使用時に電源が必要である

では、補聴器と集音器の違いは何でしょうか？

補聴器は、薬機法（医薬品、医療機器等の品質、有効性及び安全性の確保等に関する法律）において管理医療機器のクラスⅡに指定され、販売にあたっては届

け出が必要です。そして、身体障害者や身体障害児の補装具として認定されています。

使用者の聴力に合わせて出力設定をする限りは安全です。購入には消費税がかかりません。

集音器は、音を増幅する音響機器で、医療機器ではないので、製造や販売に法的な規制は受けません。

つまり、集音器は安くて手に入れやすいけれど、補聴器のように性能と安全が保証されていないのです。購入には消費税がかかります。

集音器は補聴器と比べると圧倒的に値段が安く、宣伝文を読む限り性能もよさそうに感じられます。

何より補聴器とどこが違うのかなど説明がありませんし、形も似ているため、多くの人は〝集音器は補聴器と同じようなもの〟というイメージで購入してしまうようです。

また、通販などで手軽に購入できることから、家族がプレゼントしてくれることも多いでしょう。

多くの場合、集音器の購入者は受け取った状態で使用するのが通例なので、補聴器のようにきこえにくさに合わせて調整をしてもらうこともなく、つけた効果の判定をしてもらうこともできません。

つまり、集音器を通販で買うことが悪いのではなく、「きこえの調整とフォローアップがない」ことが問題なのです。

補聴器は聴力検査の結果を参考にして、専門家が調整するものであり、補聴器と集音器はまったく別物です。

第3章

「きこえ」が若さを保つキーポイント

～「難聴」と「認知症」の深い関係

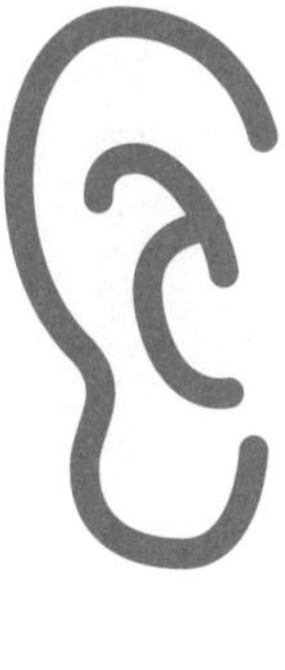

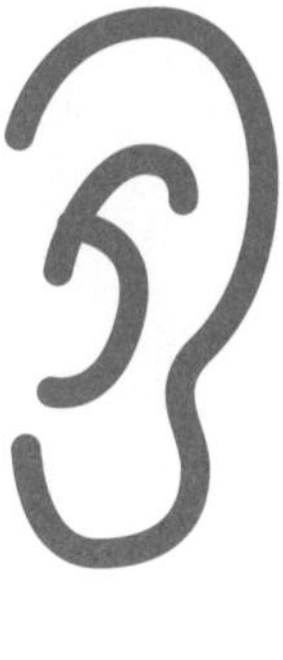

難聴になると、認知症になりやすい？

２０１７年７月の「国際アルツハイマー病協会会議」にて、国際的に権威のあるランセット国際委員会が「認知症の症例の約35％は、潜在的に修正可能な９つの危険因子に起因する」と発表しました。

「難聴」はその危険因子の１つにあげられましたが、その際**「予防できる要因の中で、難聴は、認知症の最も大きな危険因子である」**という指摘がなされたのです。

また、近年の国内外の研究において、〝難聴のために音の刺激や脳に伝えられる情報量が少ない状態にさらされると、脳の萎縮や神経細胞の弱まりが進み、認知症の発症に大きく影響する〟ことが、明らかになってきました。

そのため「難聴は認知症の危険因子である」「軽度難聴の早期の段階から補聴器の装用を」と、ＷＨＯや日本の厚生労働省は、難聴ケアのための補聴器装用を推進しています。

日本耳鼻咽喉科学会も「難聴と認知症」の関係について非常に重視しており、「難聴ケアのための補聴器装用」の啓発に力を入れています。

3 認知症の「危険因子」とは？

医学誌「ランセット」には、認知症の危険因子のうち、予防あるいは治療しうるものとして以下の９つのものがあげられています。

幼少期の教育不足（小学校で教育が終了、あるいはそれ以下）……８％
中年期の難聴……９％
　高血圧……２％
　肥満……１％
高齢期の喫煙……５％
　うつ病……４％
　運動不足……３％
　社会的孤立……２％
　糖尿病……１％

残りの65%は、変化させられない要素とされました。

「運動不足」「肥満」の人は、糖尿病になりやすく、糖尿病になると高血圧同様に脳血管障害を起こしやすくなります。また、血中インシュリンが増えるため脳インシュリンが減少し、アミロイドの排泄を阻害して認知症になりやすくなると言われます。

「喫煙」は、血管障害を起こし、神経毒も含むので認知症のリスクが高まります。

「うつ病」「社会的孤立」は、他者との関わりが減るため、脳への刺激が少なくなるからでしょう。

これらの要素は、互いにつながっており、どこかで悪循環を断ち切ることが重要でしょう。

難聴による「認知機能低下」の3つの仮説

「難聴」と「認知機能の低下」にはどのような関係があるのか――。その因果関係や詳しいメカニズムはまだ解明されていないところがあります。

ただし、いくつかの仮説が報告されているので、それをご紹介しましょう。

1　難聴により音やことばがきこえにくくなることで、聴覚を必要とする日常のさまざまな活動が減少し、認知機能の低下がもたらされる

たとえば、「きこえ」が悪くて会話が成り立たないと、家族や周囲の人とのコミュニケーションが減ってしまいます。また、「きこえ」が悪いため「後ろから名前を呼ばれたり挨拶をされても気づかない」だけなのに「あの人は最近、不愛想になった」「挨拶も返さない」などと悪口を言われたり……。

「きこえ」の低下に伴って現れるトラブルがうっとうしくて家に引きこもり、活動性が低下することが認知症発症につながるといわれています。

2　難聴と認知機能の低下が共通の原因で起こる

加齢性難聴の病変部位は内耳の障害のみならず、脳の神経細胞の減少や障害が原因となりますが、認知機能の低下も同じように脳の神経細胞の減少や障害により起こります。

難聴と認知症は同じメカニズムで起こる病態であり、難聴がある人ほど並行して認知機能も低下しやすいと考えられます。

この仮説に立てば、必ずしも難聴が原因で認知症が結果であるという因果関係が成り立つわけではなく、中高年における難聴は認知症発症の危険因子であるという表現は正しいものの、「難聴が認知症の原因である」とはいえないことになります。

3　脳の働きの多くが「きく」ことに費やされてしまう

「きこえ」が悪くなっても、「ききたい」という気持ちは残っています。ですから脳は、何とか音や声をきき取ろうと必死に働きます。

その結果、「きく」以外の他の認知的作業が減ってしまい、それが脳の機能の低下につながるというものです。

難聴から、「孤独」「うつ」「認知症」に……

難聴になった場合、どのような変化が起こるのでしょうか？

・コミュニケーションに自信をなくし、消極的で引っ込み思案になる
・会話でのトラブルを経験して、人との接触が面倒になり、引きこもりがちになる
・きこえないことによる「疎外感」「孤独感」「劣等感」「怒り」「苛立ち」「自己嫌悪」などをいだき、周囲の言動に神経質になる
・他の人の話をきかず一方的に自己主張し、攻撃的になる
・難聴者の半分にうつ傾向がみられる。社会適応がうまくいかず、その結果、悪循環が生まれる

このように周囲社会との関係が希薄になるため、難聴⇓孤独⇓うつ⇓認知症につながるルートが作られてしまいます。

補聴器は認知症予防になる「アンチエイジング・ツール」

認知症はいったん発症してしまうと、根治することの難しい病気です。認知症の治療薬はありますが、それは病気を「治す」薬ではなく、「進行をゆるやかにする」「認知症によって現れる困った症状を改善する」という対症療法の薬です。

しかし、**難聴による不便さは、早めの補聴器の装用や日常生活の見直しで改善できます。**
つまり、補聴器をつけて適切な「きこえ」を維持して脳を活性化する。
さらに「きこえ」を維持することで家族や友人とのコミュニケーションを楽しむことで認知症を予防したり、発症を遅らせたりする可能性があるのです。

認知機能低下を抑制するための補聴器装用の効果については、有効とする報告もあれば、そうでなかったという報告もあり、まだはっきりとした結論は出ていません。

実証には、大規模でかつ長期間の観察が必要なので、こうした研究結果の集積を待ちたいと思います。

現段階では「早く補聴器をつければ認知症を予防できる」とは断言できませんが、難聴が認知症のリスクである以上、「早い時期から補聴器を上手に活用したほうがよい」というのが私たちの考えです。

また、「きこえ」をよくすることで、閉じこもりがちな生活が開かれて社会生活の場に戻ることができれば、自身の生活もより豊かになるでしょう。

大事なことなので繰り返しますが、**難聴は認知症の最も大きな危険因子です。**ですから聴力の低下を感じたら、放置せず、なるべく早く対処しましょう。

認知症の方への対応は？

認知症の方の場合、その程度にもよりますが、通常の聴力検査が行いにくい傾向にあります。

そして、認知症の方の補聴器の調整も困難な部分が少なくありません。

しかし、時間はかかりますが、経過とともにみられる患者さんのコミュニケーションの改善、笑顔があふれる、目が輝き出すなどの表情の変化を手掛かりに補聴効果をみることもできます。

それまで「対人反応の悪さは認知症によるもの」と思われていたけれど、実は「きこえが落ちていただけ」ということもよくあります。第5章にその例を示しました。

「もしかしたら認知症？」と思ったら、まず「きこえ」の改善を試みましょう。「きこえ」がよくなるだけで、コミュニケーションもみるみる改善していくという例は少なくありませんから。

「耳でことばをきく」↓「脳で思考する」↓「ことばで返す」、というのが会話をするときの処理プロセスです。

つまり聴覚は、思考をするための大事なきっかけであり、聴覚によって、「楽しい」「うれしい」などの情動が引き起こされるのです。

「きこえる」ということは会話をする上でとても大切な第一歩なのです。

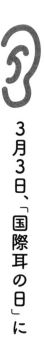

３月３日、「国際耳の日」に

３月３日が「耳の日」だということを多くの日本人は知っています。１９５６年に社団法人日本耳鼻咽喉科学会が「み（３）み（３）」の語呂合わせから制定したのですが、実は世界的にも３月３日は「耳の日」なのです。

これは２００７年にＷＨＯが３の字が耳の形に似ていることからこの日を「国際耳の日」としたためです。でも、そのことを知っている日本人はほとんどいないでしょう。

２０２１年の「国際耳の日」に、ＷＨＯによるWorld Report on Hearingの報告会がありました。

報告書の中では、難聴は聴覚やコミュニケーションへ影響を与えるだけでなく、「言語」「認知機能」「精神状態」「人間関係」「教育」「雇用」「社会的孤立」などにも幅広く影響を与えることが強調されています。

これに関して、テドロス事務局長は「本報告書には、２０３０年までに聴覚ケアサービ日本の「耳の日」

3《み》月3《み》日　語呂合わせ

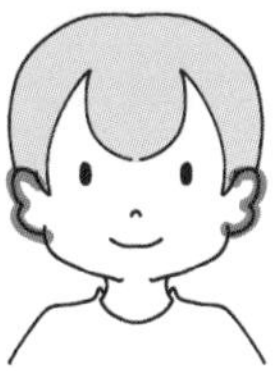

「国際耳の日」

3月3日　形合わせ

スの普及率を20％向上させるという目標を達成するためにとるべき行動を示してある」と述べています。

この報告会のプレゼンテーションの中で、難聴は孤独に、孤独はうつ病に、うつ病は認知症につながることも指摘されています。

余談ですが、「耳の日」（3月3日）は、補聴器を開発しようとして電話を発明したグラハム・ベルの誕生日であり、視覚・聴覚障害がありながら社会福祉活動家として世界的に活躍したヘレン・ケラーが恩師のアン・サリバン先生と出会った日でもあります（映画「奇跡の人」で有名）。

健康長寿の秘訣は「きこえ」にあり!?

「人生100年時代、生活設計や働き方、生き方も見直すべきだ」といわれるようになりました。実際、日本の平均寿命は男女ともに延び続けています。

人はただ長生きすれば幸せというわけではありません。大事なのは「健康で長生きであること」なので、いかに健康寿命を延ばすか――がこれからの課題といえるでしょう。健康寿命を延ばすということは、すなわち全身のエイジングケアに努めるということです。

聴力の低下は単純に「きこえ」の問題だけでなく、コミュニケーションやメンタルヘルス、認知症の発症などさまざまな問題と深く関わっています。

ですから、**「きこえをよくすること」が、体と心と脳のアンチエイジングにつながる**と捉えてよいでしょう。

たとえば、東京都健康長寿医療センターでは、2017年6月に「健康長寿のための12か条」を健康長寿のためのガイドラインとして発表しました。

その内容は「食生活」「お口の健康」「体力・身体活動」「社会参加」「こころ（心理）」「事

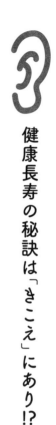

故予防」「健康食品やサプリメント」「地域力」「フレイル*」「認知症」「生活習慣病」「介護・終末期」ですが、私たちはここに「きこえの維持」という項目をぜひ追加してほしいと考えています。

「補聴器をつけるなんて、何だか年寄りくさい」「いやいや、まだ全然きこえないわけじゃないし……」と補聴器に抵抗を感じる人がいるかもしれません。ですが、ラクにきくことは、ＱＯＬ（生活の質）を高めるだけでなく、認知症を予防することにもつながるのです。

超高齢化社会を迎えた今、ただ長生きするだけではなく、元気でいかに人生を楽しみながら長く生きるかが大事なのではないでしょうか。

補聴器はいつまでも若々しく健康的に過ごすための、アンチエイジング・ツールだと私たちは考えています。

＊フレイルとは「加齢により心身が老い衰えた状態」のこと

「スマホ難聴」に要注意！

「世界の12歳から35歳までの若者のうち、ほぼ半数にあたるおよそ11億人が、長時間、大きな音に過剰にさらされ、難聴になるおそれがある」とＷＨＯが２０１９年2月に警告を出しました。

そこでは、安全な音の大きさの目安を国際電気通信連合（ＩＴＵ）と共同で策定し、音圧レベル80dB（地下鉄の車内にいるときぐらいの音）なら1週間に40時間まで、としています。

大きな音にさらされ続けた結果、聴力が落ちる難聴を「騒音性難聴」と呼びます。騒音性難聴は5～10年という年月をかけて発症します。

かつては音楽をヘッドホンやイヤホンで長時間きき続けて起こるものを「ヘッドホン難聴」「ウォークマン難聴」と呼び、注意されてきました。

最近ではスマホを持ち、イヤホンをつけたまま移動する人が増えているので、「スマホ

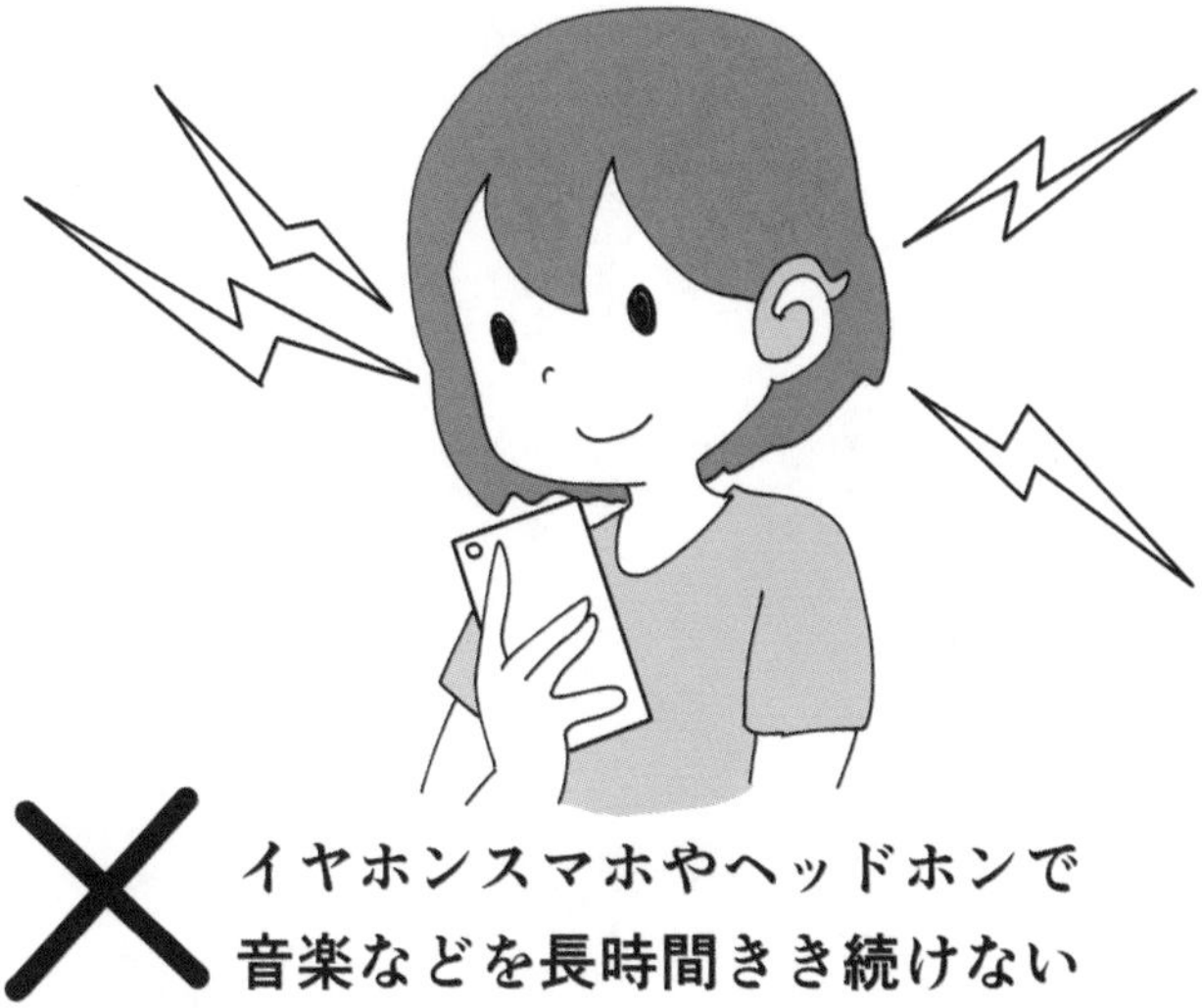

イヤホンスマホやヘッドホンで音楽などを長時間きき続けない

難聴」が今後増えるのを危惧しています。

また、ライブコンサートなどで大音量をきくのが当たり前になっていると、耳へのダメージが蓄積されて加齢性難聴がより早い時期に現れます。

認知症のハイリスクになる難聴を予防するため、ふだんから耳にやさしい生活を心がけましょう。難聴予備軍にならないでくださいね。

「補聴器」で何をきく？

音を調整して、個人の「きこえ」に合わせる道具が補聴器です。使う人の環境（音環境）によっても調整は変わりますが、「きこえ」が悪くなっている人の多くは、きこうと思っている〝声〟や〝ことば〟以外にも音があることを忘れているようです。

身の周りにある音やことばはいずれも空気の振動で生まれます。ふだん私たちはききたいと思っている音やことばを自然に選んでききとり、無視してよいと思う音は耳からは入ってくるものの、「気にしなくてよい」と脳が判断して、きき流します。

ところが「きこえ」が低下した人は、きき流していた音も含め、いろいろな音があることを忘れてしまいます。きこえない環境に慣れてしまうために、静かな環境が当たり前と感じます。

そんな状態が長く続いて初めて補聴器をつけると、ききたい音やことばだけでなく、以前には脳が無視してよいと判断したため、その存在を忘れていた音もいっぺんに耳に入ってきます。

それで、「補聴器をつけるとうるさい」「雑音ばかりが気になる」ということになるのです。

「うるさい雑音」と思っていた音が、何の音かを脳が理解すると、患者さんはその音をきき流すようになります。「脳が再学習した」と、患者さんには説明しています。

補聴器で「うるさい」と感じることも大切

「補聴器はききたい人の声、ききたい音だけきこえればいいのに、不要な音や余計な音が入って邪魔になる」という人がいます。しかし、健聴の人がうるさいと感じる音を、補聴器を使っている人もある程度うるさいと認識しないと社会生活に支障をきたすことがあります。

たとえば、火災警報器等危険を知らせる音、後ろから身体に迫る車の走行音などはわからないと困りますね。

こうした音を抑制しすぎるのではなく、適度に抑制した上で耳に届けてくれるように補聴器が調整されればいいのです。

生活音、音楽、自然界の音、警報音など私たちの周りにはさまざまな音が存在します。

一見すると不要に感じる音も存在しますが、それをきき分けることを仕事にしている人も（たとえば、整備士）もいます。

私たちが生活する世界で経験している音は、著しい強大音を除いて、意味のあるものであり、大事にしてほしいものです。

身の周りにある「音」

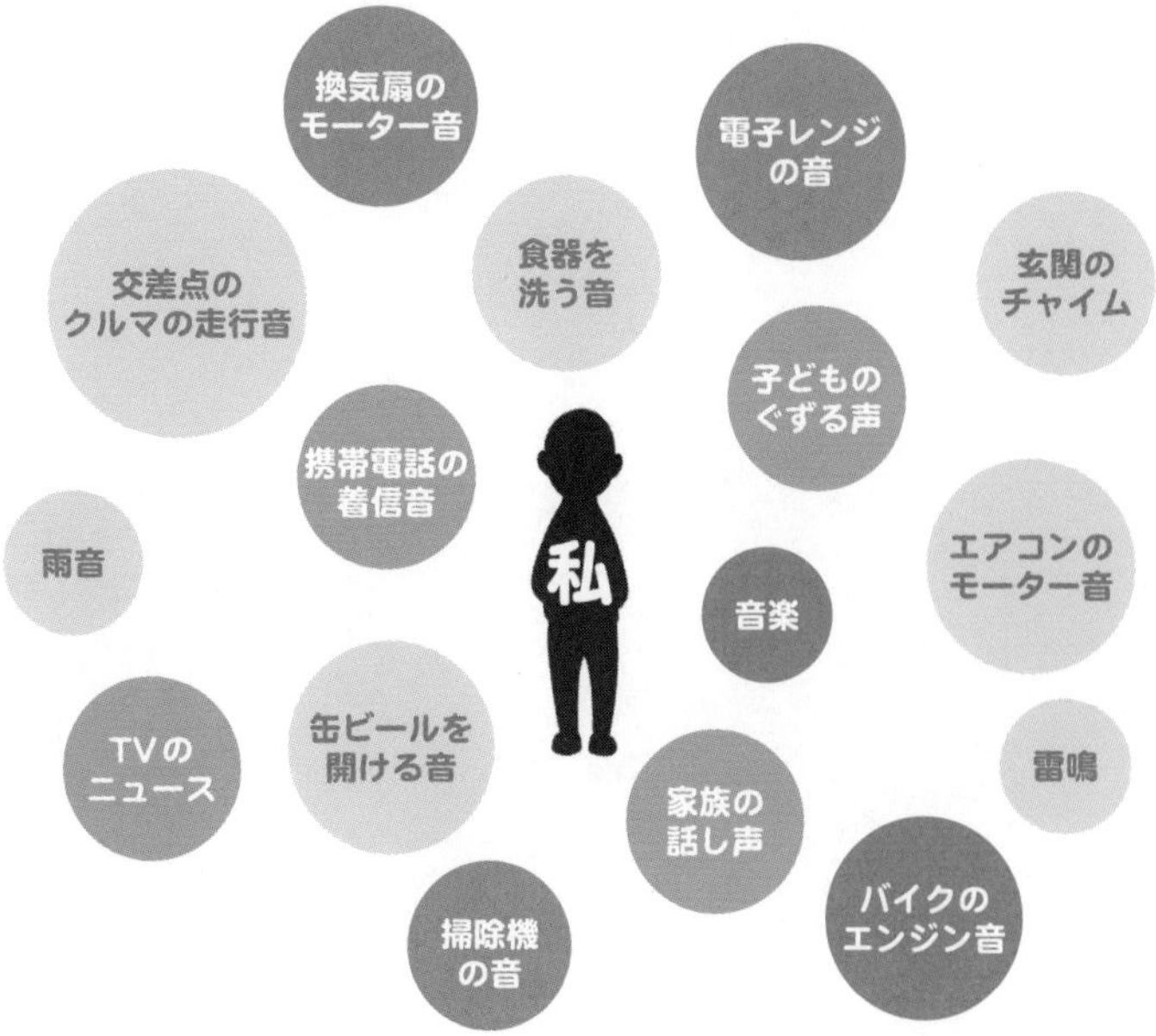

私たちはたくさんの「音」に囲まれて生活しています。

第4章

生活の質を高める！「補聴器」でアンチエイジング

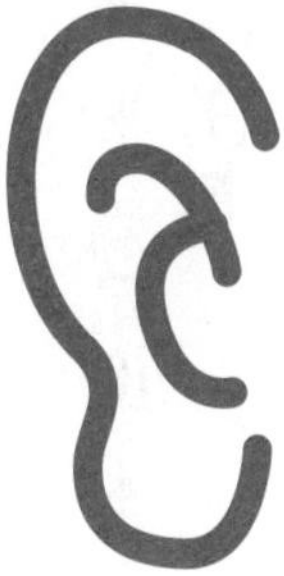

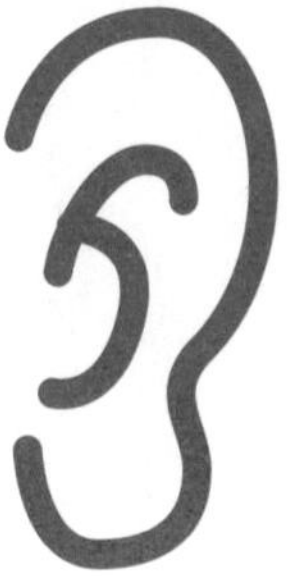

補聴器の「所有率」も「満足度」も欧米に比べて低い日本

情報収集、そしてコミュニケーションの道具として使っている耳。聴力が低下すると「入ってくる情報の量が減る」「コミュニケーションの機会が減る」ことから、認知症のリスクが上がることは第3章で説明した通りです。

落ちてきた「きこえ」を補うおもな手段は、〝補聴器〟です。

一般社団法人日本補聴器工業会は、公益財団法人テクノエイド協会の後援とＥＨＩＭＡ（欧州補聴器工業会）の協力を得て、わが国において一般の人々が「きこえ」の不自由さ（難聴）や補聴器についてどのように考えているか、補聴器の使用状況はどうなっているかなどについて、大規模な実態調査を行っています（JapanTrak）。

２０１８年の結果では、日本における難聴者の「補聴器所有率」は14・４％でした。欧米の30～49％という数字と比べると、残念ながら非常に低く、日本は補聴器後進国といってよいのかもしれません。

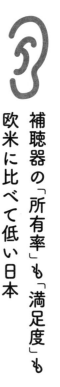

図7 補聴器の「所有率」と「満足度」

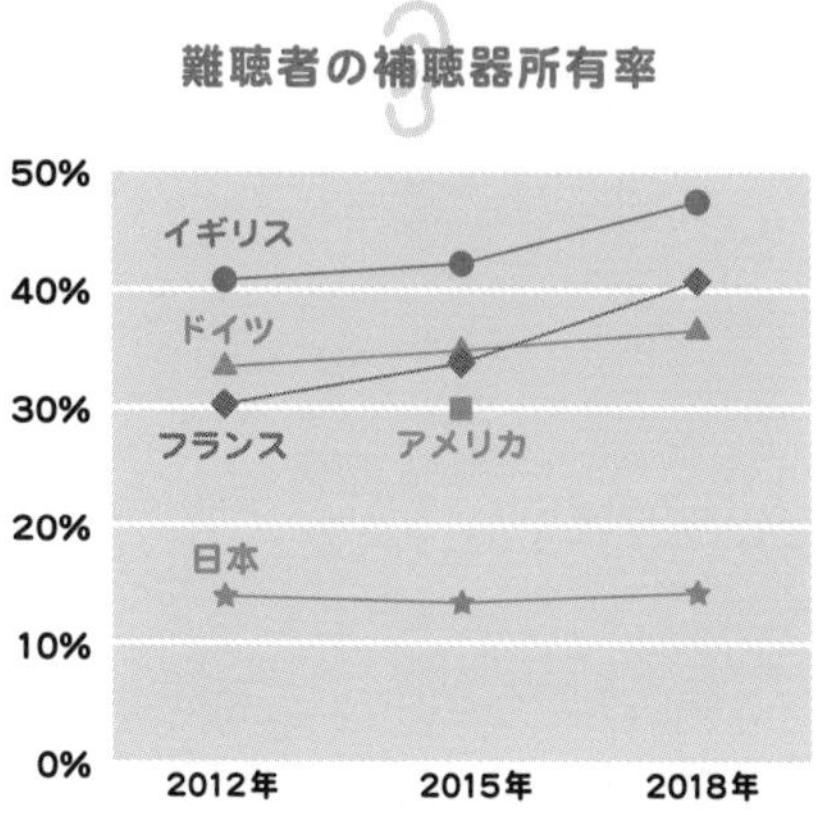

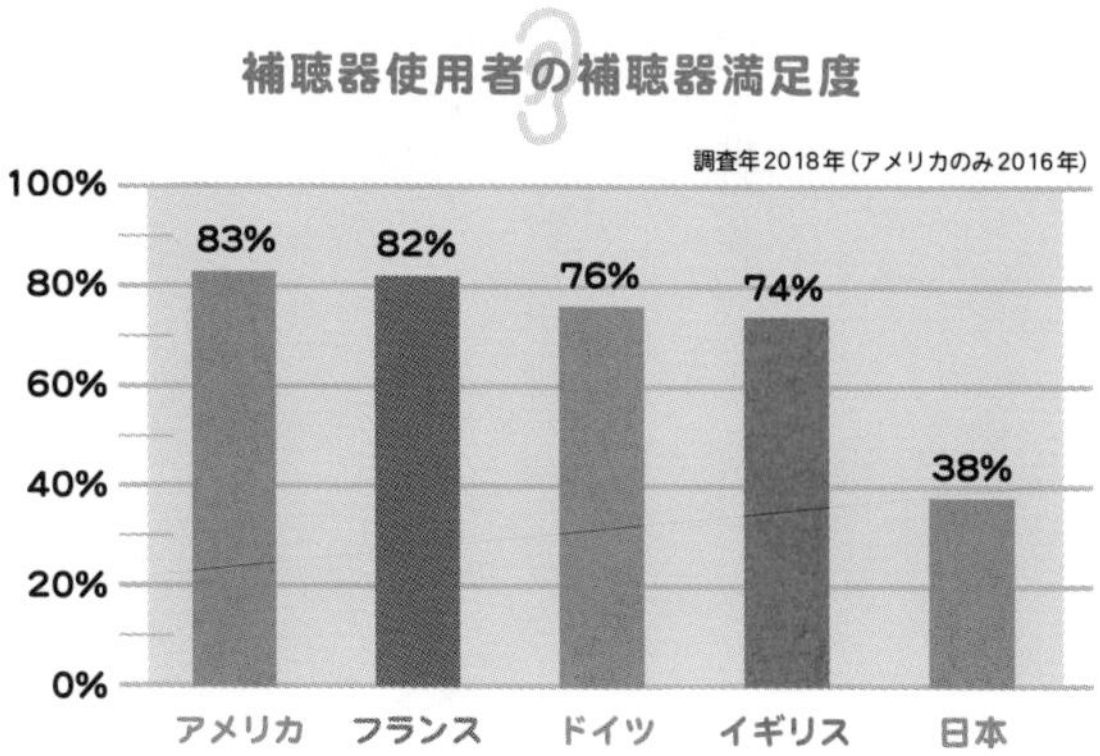

欧米諸国と比べると、日本はまだまだ「補聴器後進国」……

（日本補聴器工業会 JapanTrak, EHIMA Eurotrak, USA MarkeTrak から引用）

また、補聴器を使用している方々の「満足度」も日本と欧米では大きな差があります。欧米諸国の補聴器使用者で「補聴器に満足している」と答えた人は74～83％ですが、日本ではわずか38％。つまり、わが国では補聴器を使っている人は少なく、満足して使っている人はさらに少ないということなのです。これは補聴器に携わる私たちにとって非常に残念な現実です。

その原因として、補聴器の必要性についての啓発不足、使い方の説明不足、補聴器使用者へのフォローアップ不足など、補聴器を提供する側にもいろいろ問題があるといえるでしょう。

それを素直に反省し、補聴器の所有率や満足度を世界標準まで何とかもっていきたいと思っています。

日本人はどうして補聴器装用の満足度が低いのか？

日本で補聴器の満足度が低い理由は、先に触れた以外に「日本語の特異性」が関係しているように思えます。

日本語は「子音＋母音」と「単独母音」からなるので、子音が十分にきき取れなくても、母音をきき取ればある程度はことばを推測することができます。

この点、欧米の言語には単独子音があり、子音のきき取りには高音域の「きこえ」が関係します。子音のきき分けが必要なため、欧米では60代くらいになると補聴器が必要になってきます。

しかし、日本ではこのくらいの年齢では母音がきき取れるため、ことばの推測が可能で、きき取りがカバーできます。そして70代になってようやく不自由を感じる場合が多いのです。

わが国では会社の定年が60歳でも、再雇用で65歳までは仕事を継続する人が増え、さらにそれが延びる環境になってきています。60代では仕事をきちんとする必要があり、そのために補聴器によりきき逃し、きき間違いを防ぐことは意義があることです。

また、この年代ならまださまざまな場面での適応力も大きい。ですから、補聴器の調整をきちんと行えば、結果として満足度が上がるでしょう。

補聴器を装用することの多い70代以上では、新しい事態への適応力が低下してしまいます。ひとり暮らしであったり、家族がいても（家族は）朝早く仕事に出かけ、夜は帰りが遅いため顔を合わせる機会がないなど、話し相手がないと、補聴器装用の必要性は下がり、満足度も下がります。

もう一つの要素は「会話時の表情」の差です。

外国人はおおむね口を大きく開け、表情豊かに表現します。

それに比べ日本人は、表情の変化は少なく、口の動きも少ないですね。会話時の伝達には聴覚のみならず視覚も働くので、声も小さく表情も乏しければ、情報は伝わりにくくなるのが当然かもしれません。

図8 音の入力範囲ときこえの確認

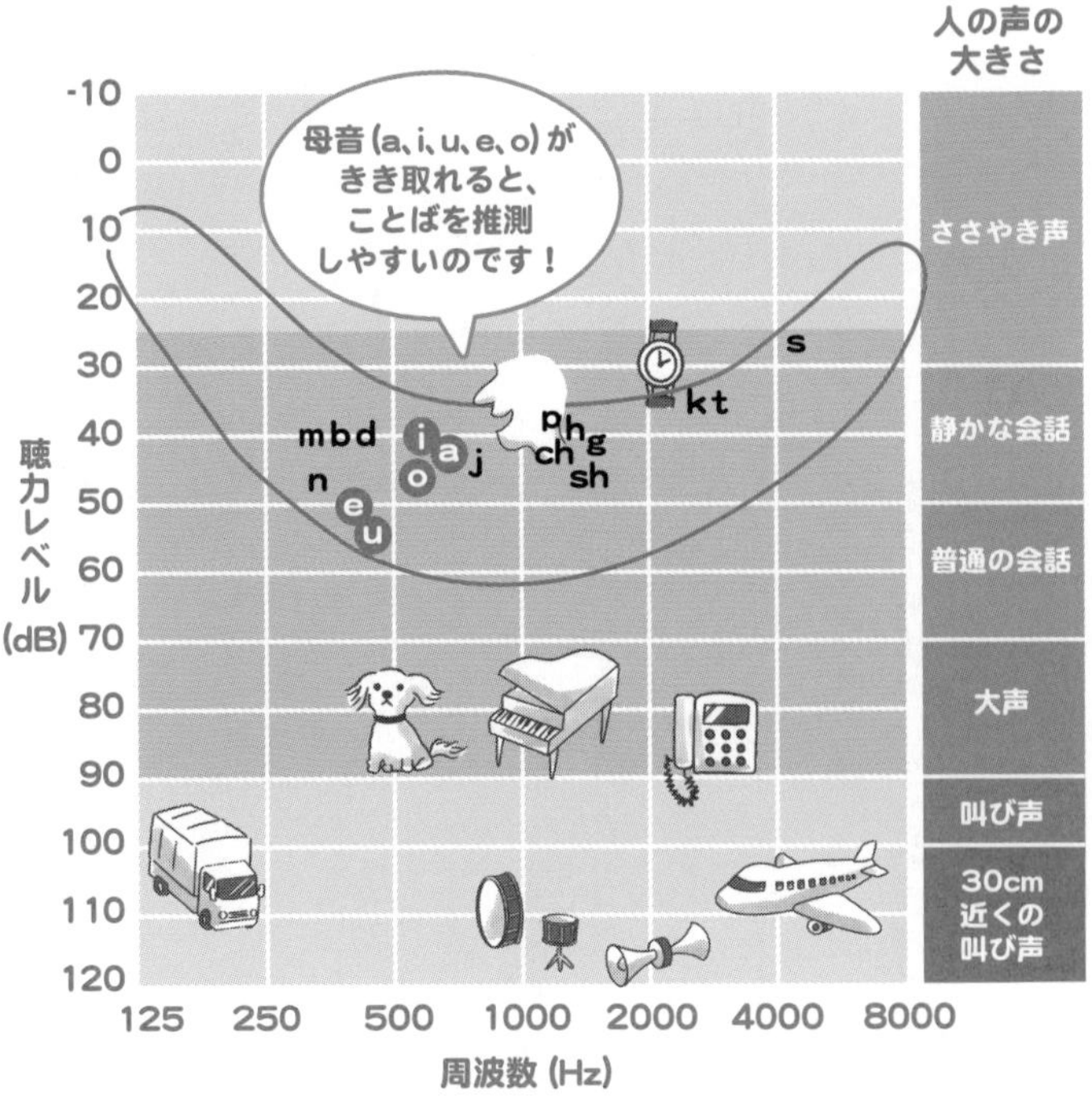

「母音」の周波数のおもな成分は、低・中音域に集まっている。
だから、聴力レベルが落ちてきても、「母音」は比較的きき取りやすい

（城間将江他：人工内耳装用者と難聴児の学習。学苑社　1996から改変）

補聴器は難聴が軽いうちから

「補聴器は、耳が遠くなったおじいさんやおばあさん、耳に障害のある人が使うもの」というイメージを持っている人も多いでしょう。

ひとつ実例をお話しします。私（市村恵一）が久しぶりに会った友人と喫茶店の中で話をしていると、相手のきき返しが多かったのです。私は難聴が始まっているな？と職業柄思ってしまい、「補聴器をつけてみたらどうか」とすすめました。

彼は私が耳鼻咽喉科医であることを知っていたのですが、「いやいやまだ大丈夫。何とかきこえるよ」「補聴器なんて、まだ早い」と聞く耳を持ってくれません。そう言われてしまうと、こちらもそれ以上は言えなくなってしまいます……。

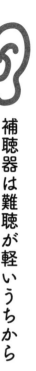

私たちから見ると「そろそろ補聴器を使って、きこえを補ったほうが生活の質も上がるのに」と思うような方でも、このように補聴器の使用を敬遠するケースが少なくありません。

また、「きこえない」ということばを口にするのに、引け目を感じる人も少なくありません。

そして、70代以降になってかなり難聴の程度が進んでから、「どうにもきこえなくて困る」と相談に来られるのです。

「補聴器を使ってのきこえ」は、補聴器が不要な「健聴者とのきこえ」とは微妙に異なるため、私たちは「補聴器を使うことは〝新しいきこえ〟を獲得すること」「〝新しい音の世界〟を体験すること」と考えています。

少しでも若い時期に装用したほうが補聴器という新しい道具にも、また、補聴器を使っての新しいきこえにも、より早くスムーズに慣れることができるのです。

みなさんには何よりも、「補聴器＝高齢者が使うもの」というイメージを捨ててほしいと思います。補聴器は眼鏡と同じように、低下した能力を補う便利な道具です。正しく使えれば、生活の質は上がり、仕事も、家事も、趣味も、周囲の人とのつきあいもよりスムーズになり、間違いなく健康寿命も延びるでしょう。

補聴器はいずれ誰でも必要になるもの。だからこそ、早めに情報収集し、できれば手にとってみることをおすすめします。

子どもたちは補聴器を「かっこいい！」と思っている!?

補聴器は日々進化しています。さまざまな形状の補聴器があり、色もカラフルでおしゃれです。補聴器のタイプによっては、音楽を楽しむイヤホンと同じように見えるものもあります。

私たち大人には「補聴器」＝「高齢者が使うもの」という先入観があります。ですが、補聴器に対してネガティブなイメージを持っていない子どもたちの反応はとても素直でストレートです。

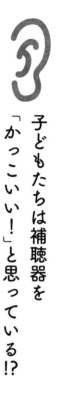

たとえば、難聴児がイヤホン型の補聴器を使っているのに初めて接する健聴児は、「何、それ？　すごくきれい」「歌手が耳につけているのみたいでかっこいい！」とうらやましがります。

それまで補聴器を隠していた小学校のボランティアをしていた高齢の方は、ある生徒に補聴器を見つけられてしまったのですが、「オジサン、それかっこいいね！」と言われま

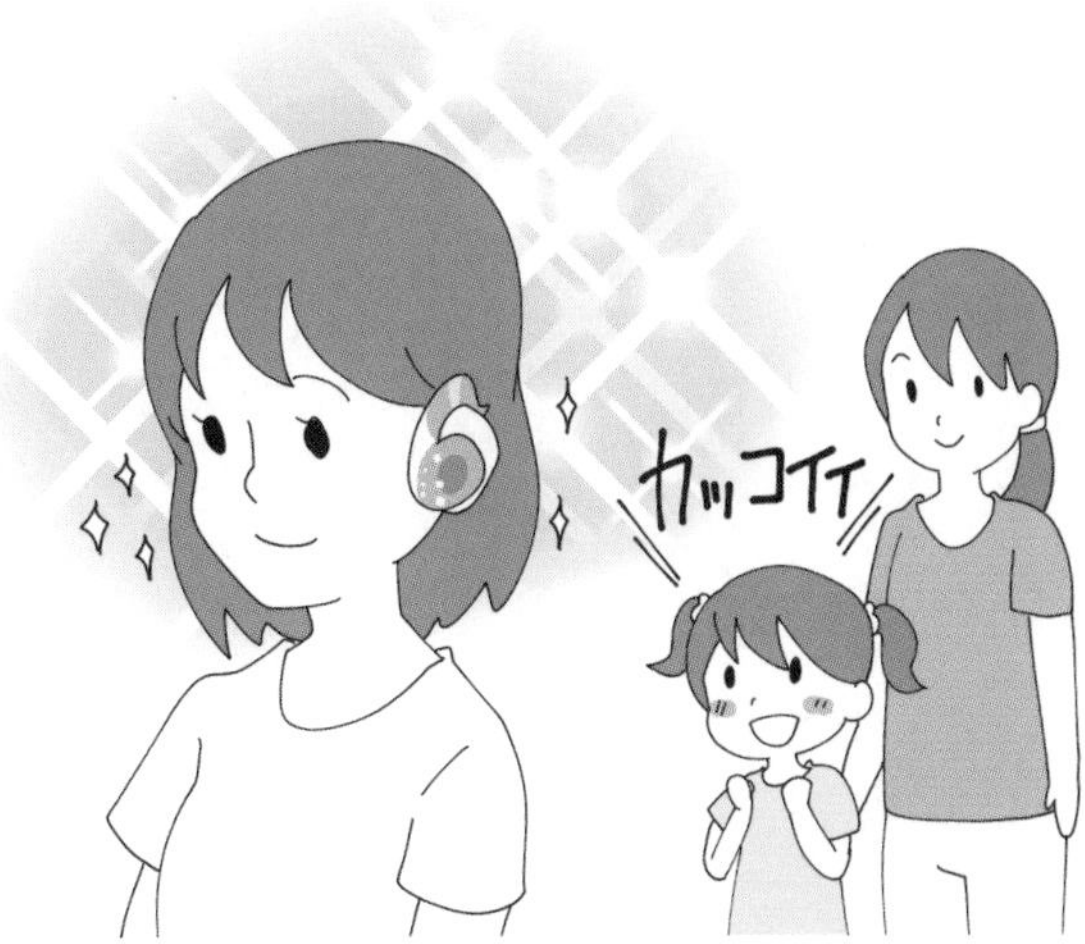

した。それ以来堂々と隠さずつけるようになりました。

また、海外では音楽を楽しむポータブル音響プレイヤーと同様に、補聴器を音響機器として楽しむ場合もあるそうです。

スマートフォンと補聴器を連携させれば、「道案内を補聴器できく」などということも、近い将来可能になるでしょう。

単純に音を大きくして「きこえ」を補うものではなく、生活をより豊かに、快適にするデバイスとして、補聴器が今後ますます進化していくことを期待しています。

補聴器のはじまりは「手のひら」!?

ベートーベンも使用した「イヤートランペット」

最近はあまり目にしませんが、以前、高齢の方は話がききにくいと「え?」といって手を耳にかざしてきく仕草をしていました。水をすくうように手のひらを丸くして窪みを作り耳の後ろにかざすと、手のひらに当たった音は耳の穴に入り、少しですが大きくきこえます。これが補聴器の原型と考えてよいでしょう。

その集大成が「イヤートランペット」で、18世紀末には一般化しています。共鳴を利用して一定の周波数範囲の音を20dB以上も増幅しており、難聴になったベートーベンにも提供されました。

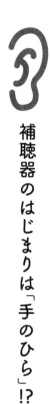

電気式補聴器(アナログ)の登場

グラハム・ベルは電話の発明者(1876年)として有名ですが、彼は難聴だった妻のために補聴器を作ろうとしている過程で、偶然に電話を作ったといわれています。アメリ

図9　「補聴器」ができる以前は……

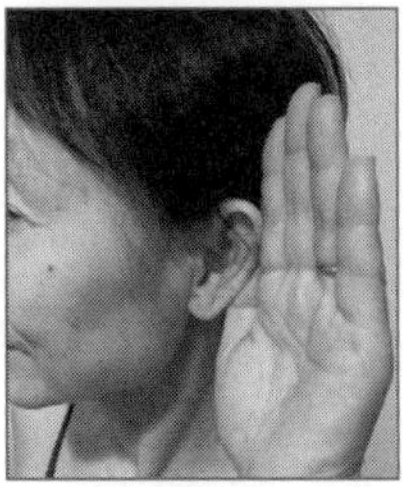

手のひらを丸めた
補聴器の原型

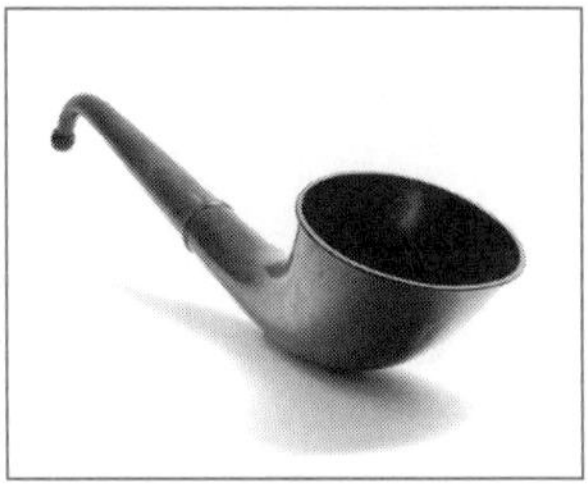

イヤートランペット
（細い部分を耳にあててきく）

（オーティコン補聴器「Evolution of hearing aids」より転載）

カで最初に電気式補聴器が作られたのは1898年で、ハッチソンの発明によります。

ヨーロッパではウィーン大学の耳鼻咽喉科の教授のポリッツェルの弟子で、同じく耳鼻咽喉科医のアルトが1906年に電気式補聴器を製作しています。

音響的な聴音器が主流だった時代を経て電気式補聴器が登場し、「きこえ」を補う力は格段にレベルアップしました。ですが、この時代はまだアナログ補聴器で、少しでも大きい音が出るものを作ろうと各補聴器メーカーがしのぎを削る時代です。

アナログからデジタルへ。補聴器の性能は格段にアップ！

デジタルプログラムを組み込んだ補聴器が登場したのは、１９８７年のことでした。

そして、１９９６年からは完全にデジタル化された補聴器が登場し、「大きな音を求める」時代から「よりよいきこえを求める」時代に入ったのです。

私（市村順子）は補聴器というものに携わって半世紀になりますが、最近その「進歩」をひしひしと感じています。

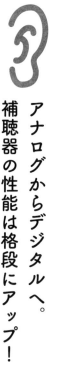

アナログ補聴器の時代は、軽度難聴や特殊な聴力型の方への調整はとても困難でした。当時勤務していた補聴器メーカーの相談室に来られ、特殊な聴力型だったため、試聴してみても期待するような「きこえ」が得られなくて落胆して帰られるお客さまの後ろ姿を見ると、申し訳ない気持ちでいっぱいになりました。

デジタル補聴器の現在なら対応できることが当時はできず、その悔しさはいまだに忘れられません。

「高齢者、難聴の程度が重い成人や子どもが使うもの」というイメージだった補聴器が、デジタル時代では「少しでも不便さを感じる場面や状況があるのなら、難聴の程度が軽くても補聴器できこえを補い生活の質を上げるもの」に変身しています。

補聴器の機能はどんどん充実。人によって必要な機能は異なる

現在使われている補聴器のほとんどがデジタルですが、購入して装着すれば、誰もがすぐに満足のいく「きこえ」を手に入れられるわけではありません。

補聴器で快適にきくためには「音の大きさ（利得）」「出力」「音質（特性）」の3つの機能を一人ひとりの聴力に合わせる必要があるのです。

最近では、「騒音抑制」（定常雑音、非定常雑音、衝撃音、残響音、風切り音など）や「ハウリング抑制」など、いろいろな機能が補聴器に備わっていますが、すべての人にこれらの機能が必要かというと、そうとは限りません。

その人の置かれた立場、状況、使う目的、望む方向によって、どの機能が有効になるかは異なります。

いろいろな機能が備わった補聴器を選べばよいわけではなく、専門家と相談して、試聴と調整を行い、必要な機能をきちんと使いこなせることが大事。購入後も調整を繰り返し

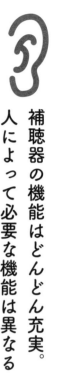

受けることでよりよい「きこえ」を手に入れましょう。

第2章の「感音難聴」の項で述べたように、加齢性難聴など慢性の感音難聴は補聴器を使っても正常だった昔のような「きこえ」には戻せません。器械が作る音は、「きこえ」が問題なかった頃のような自然の生の音ではありません。

しかし、デジタル化によって、少しでも昔の「きこえ」に近づくように補聴器メーカーは日夜努力を重ねています。補聴器技能者も知識と経験をフルに活用し調整しています。

図10 現在使用されている補聴器の型

耳かけ型・RIC型補聴器

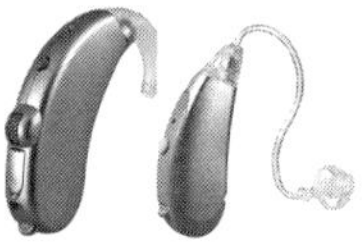

耳の後ろにかけて使うタイプで、目立ちにくい小型のものから、扱いやすい大きさのものまで、様々なサイズがある

耳あな型補聴器

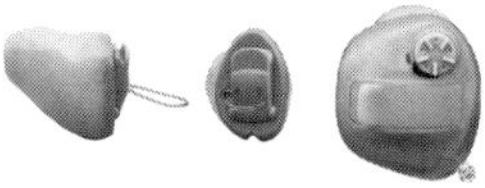

一人ひとりの耳の形、聴力に合わせて作る「オーダーメイド」と、購入してすぐに使用できる「既製」の耳あな型がある。音を捉える部分（マイクロホン）が耳の穴の位置なので、より自然な「きこえ」に近い状態に。

ポケット型補聴器

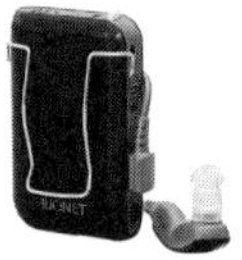

補聴器を胸のポケットに入れイヤホンを耳に入れるタイプ。本体が大きめなので、ボリュームやスイッチなどの操作が簡単。

骨導眼鏡型補聴器

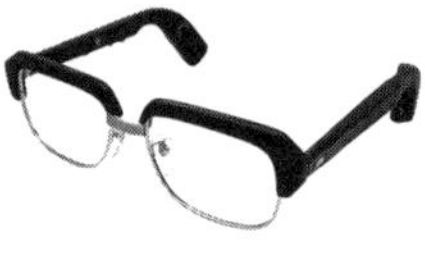

音声を振動で伝える。「伝音難聴」「混合難聴」の方におすすめ。

（「リオン」カタログ改変）

超高齢化社会でますます補聴器のニーズは高まっていく

誰でも年を取ればきこえにくくなるのが自然ですが、「きこえが悪くなったときのため、補聴器について勉強しておこう」「補聴器を買うために貯金しよう」とする人は、今のところまずいません。たいていの人が、「きこえ」がかなり悪くなってから補聴器の使用や購入について検討し始めます。

ですが、補聴器は万単位の高価な買い物です。「きこえが悪くなってきたから買おう」と即決するのはなかなか難しいでしょう。仕事をしている現役世代ならまだしも、補聴器を切実に必要とする年金生活の世代になってからだと、なおさらです。

超高齢化社会の先陣を切っている日本では、これから補聴器の必要性を感じる人がどんどん増えてくるでしょう。

補聴器の購入者が今よりも増えれば、補聴器は安くなるはずです。そして、補聴器の価格がお手頃になれば、購入者も増える……、そんなうれしいサイクルが早く成立すればよいなと思います。

「きこえ」が悪くなった人すべてが自分の「きこえ」の状態について、補聴器の専門家ともっと気軽に話せるようになってほしいのです。

さらにいえば、補聴器を使う効果について、患者さんとそのご家族などにきちんと説明と報告ができる耳鼻咽喉科の医師や言語聴覚士が増えることも強く願っています。

「両耳」装用の大切さ

最終章（おわりにに代えて）で詳しく述べますが、私たちの「補聴外来」では患者さんに試聴してもらう際に、聴力に大きな左右差がない限り、補聴器は両耳に装用するのを原則にしています。

人は生まれたときから両耳で身の周りの音をきき、ことばをきいて生きてきたのです。目の場合、片目で見るより、両目のほうが大きく立体的に見え、疲れにくいことは経験されていることと思いますが、それと同じです。

まず、音の方向を知る上で有利です。それにより、クルマがどちらの方向から来たかを瞬時に判定することができるなど、安全性の向上に役立ちます。

騒音下でもきこえてくる音の中から自分に必要な音をきき取りやすくなり、片耳だけより両耳のほうがわずかながらもことばが大きくなって入ります。

はっきりきこえることが多くなりますし、音質が柔らかくなり、音の膨らみが増える感じもあります。そのため、疲れにくくなります。

患者さんの満足度でも、両耳装用のほうが高かったという報告も見られます。

もちろん患者さんの経済状態や好みも考慮する必要があり、購入時に装用耳をどうするかは患者さんに決定してもらいますが、試聴段階では両耳装用の経験をすることはよいことだと思います。

携帯機器の1つとして50代から使う時代に

海外では50代と比較的若い年齢で「きこえ」の低下が気になり始めたら、補聴器にそれ以外の機能のついたものを、携帯機器として使っている事例があります。なかにはスマホ連携携帯デバイスのように、健康管理を重視しているものもあります。

わが国でもこうした取り組みが始まっており、このような使い方をすれば、補聴器に対する抵抗感も薄まるのではないでしょうか。

人は新しい道具を使い始めるときは、ワクワクするものです。補聴器も「まだ使ったことのない機能がついた新しい道具」――、そんなふうに期待を持って早い時期から使ってみたらいいですね。

補聴器は単純に低下した「きこえ」を補う機械、というだけではありません。「新しいきこえ」というまだ知らない楽しみをもたらすもの。一人でも多くの日本人がそんなふうに思える日がそう遠くない時期にやってくる、と信じています。

補聴器を購入する前に
必ず耳鼻咽喉科での診察と聴力検査を

「きこえにくい」と感じたら、まず耳鼻咽喉科医を受診して、聴力検査を受けましょう。そして補聴器が有効であるかどうか、医師に判断してもらうことが大事です。

「病院は待ち時間が長くてイヤ。近所の眼鏡屋さんで補聴器も売っているから、そこで相談しよう」と考える人も少なくありません。

でも、その「きこえにくさ」は加齢のせいではなく、病気によるものかもしれません。治療が必要な状態なら、それを放置して補聴器を使っても満足のいく「きこえ」は得られないでしょう。

また、補聴器を販売するお店の中には難聴や補聴器に対する知識を十分持っていなかったり、補聴器を調整する技術が未熟だったりするところもあります。

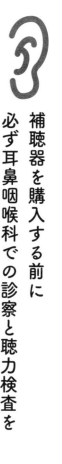

補聴器を選ぶときは、まずお住まいの近くの日本耳鼻咽喉科学会が認定する補聴器相談医がいる耳鼻咽喉科を受診して、相談しましょう。補聴器相談医のリストは「日本耳鼻咽喉科学会」のホームページに記載されています。

補聴器相談医に「補聴器適応に関する診療情報」を作成してもらい、そこから信頼のおける補聴器の販売店に行って、補聴器を調整、購入すると所得税の確定申告時の医療費控除の対象になります。

補聴器購入の流れ

相談医である、耳鼻咽喉科医を受診

↓

「きこえ」の改善に補聴器が有効と診断されたら、紹介された補聴器販売店を訪問

↓

販売店における補聴器の選定・調整

「きこえにくさ」の状態と要望（補聴器をどんなとき、どんなふうに使いたいか、予算など）を伝えて、補聴器の選定・調整、装用効果測定を受ける。

↓

購入

販売店によっては、購入前に補聴器を一定期間「無料貸出」してくれる場合もあります。補聴器を使って不具合があったら、販売店に相談に行き、再度調整してもらいましょう。

また、問題がなくても定期チェックを受けましょう。

補聴器は、補聴器専門店や眼鏡店で補聴器販売を行うところなどで直接購入することもできます。補聴器販売店のうち、公益財団法人「テクノエイド協会」から適切な補聴器販売を行う要件を満たすと認定されているのが「認定補聴器専門店」です。

認定補聴器技能者、ならびに認定補聴器専門店のリストはテクノエイド協会のホームページ（techno-aids.or.jp）で見ることができます。

先に述べたように、補聴器を試すことが適切かどうかを、先ず相談医に判断してもらうことをおすすめします。

また、耳の日（3月3日）や補聴器の日（6月6日）に行われる日本耳鼻咽喉科学会や補聴器メーカーによる補聴器の相談会、市町村が行う相談会などの機会を利用するのも1つの方法です。

ちなみに、6月6日の「補聴器の日」は、1999年に日本補聴器販売店協会と日本補聴器工業会が制定したものです。6を2つ向かい合わせにすると耳の形に見えることからこの日にしました。
また、耳に補聴器を装用すると、元の耳（3月3日）にさらにもうひとつの耳（補聴器）をつけることから、3月3日×2＝6月6日という意味合いもあるそうです。

【補聴器の担う役割】

補聴器は、不明瞭なことばをはっきりさせたり、早口の話をゆっくりする器械ではありません。

①難聴の人のきこえにくさ、コミュニケーション障害、情報入手の困難さなどといった不便さを軽減し、自立した人生を送れるよう援助する
②難聴の人とかかわる人々のコミュニケーション上の不便さを軽減し、難聴の人とのコミュニケーションが制約されないよう援助する
③最終的には、難聴の人が自信を取り戻し、社会生活を送ることで、社会が活性化するのに役立つ

第5章

「きこえ」がよくなって、人生が豊かになった！

～患者さんたちのエピソード

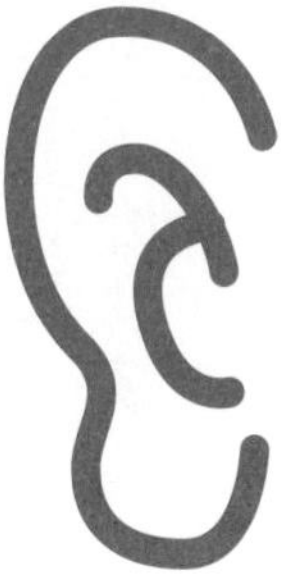

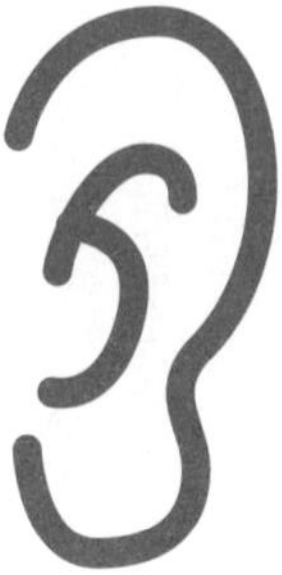

「きこえる」って、こんなにすごい！

耳が遠くなると当然、不便さを感じ始めます。しかし、きこえにくくて周りの人が困っていても、自分はそれほど困らないので動かない……。のちほど、私（市村恵一）の体験を述べますが（「おわりにに代えて」）、私自身もそうだったように、少し耳が遠くなったとしても、耳鼻咽喉科を受診したり、補聴器を使ったりという行動にはなかなか結びつかないもの。これが「難聴」の大きな問題といえるでしょう。

それでも、きこえにくさで大きな失敗をしたり、きこえにくい状態のままでいると損をすることがわかると、改善のための行動を起こします。

補聴器を使って「きこえ」が改善すると、生活はもちろん、心まで大きく変化します。本章では、私たちのもとに相談にいらして補聴器を使った患者さんのエピソードをいくつかご紹介しましょう。

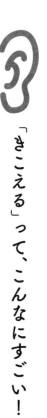

事例1　「きこえ」を取り戻し、仲間と息の合ったダンスが可能に！（Aさん、68歳・女性）

Aさんは健康維持のため、60歳の誕生日からスポーツクラブに通い始めました。平日のスポーツクラブにはAさんと同年代の人が多く、すぐに新しい仲間もでき、フラダンスのクラスを一緒に受講するようになりました。

ところが60代半ばごろから、Aさんは少しずつ「きこえ」の低下を実感。「テレビの音がきこえにくい」ぐらいのうちはまだよかったのですが、やがて音楽を流しながら受けるフラダンス教室で、振り付けを指示する講師のことばがほとんどきき取れなくなってしまいました。

ことばでの指示がきき取れないAさんは、周りの人の振り付けを見て、それをマネして体を動かします。そのため、いつも他の人よりもワンテンポ踊りがズレてしまうのです。

そのズレが目立って困っているのに、誰にも悩みを打ち明けられないAさん。だんだん元気がなくなり、踊り方も小さくなっていきました……。

あるとき、耳垢がつまって「きこえ」が悪くなるという新聞記事を思い出したAさんは、自分もそうかなと思い、当クリニックを訪ねてきました。

私（市村恵一）が診察したところ、耳の中はきれいでした。そして、聴力検査を行った結果、補聴器装用が好ましいと判断して、補聴外来の受診をすすめました（「おわりにに代えて」参照）。

それから「耳かけ型補聴器」の試聴貸出が始まりました。Aさんが補聴器をつけてフラダンス教室に行ってみると、音楽が流れていても、講師のことばがはっきりきこえたのです。

最初は補聴器を他人に見られるのがいやで、髪の下に隠していたAさんですが、あるとき、友だちがそれを見つけて「ステキね」と言ってくれたそうです。それ以来、Aさんは補聴器を髪で隠すことをやめ、アクセサリーとして楽しんでいます。

仲間と息の合ったダンスが踊れるようになったと喜ぶAさんは、軽やかにステップを踏んでいます。補聴器をつけることによって、Aさんは〝きこえ〟と〝共に行動する喜び〟を再び手にしたのです。

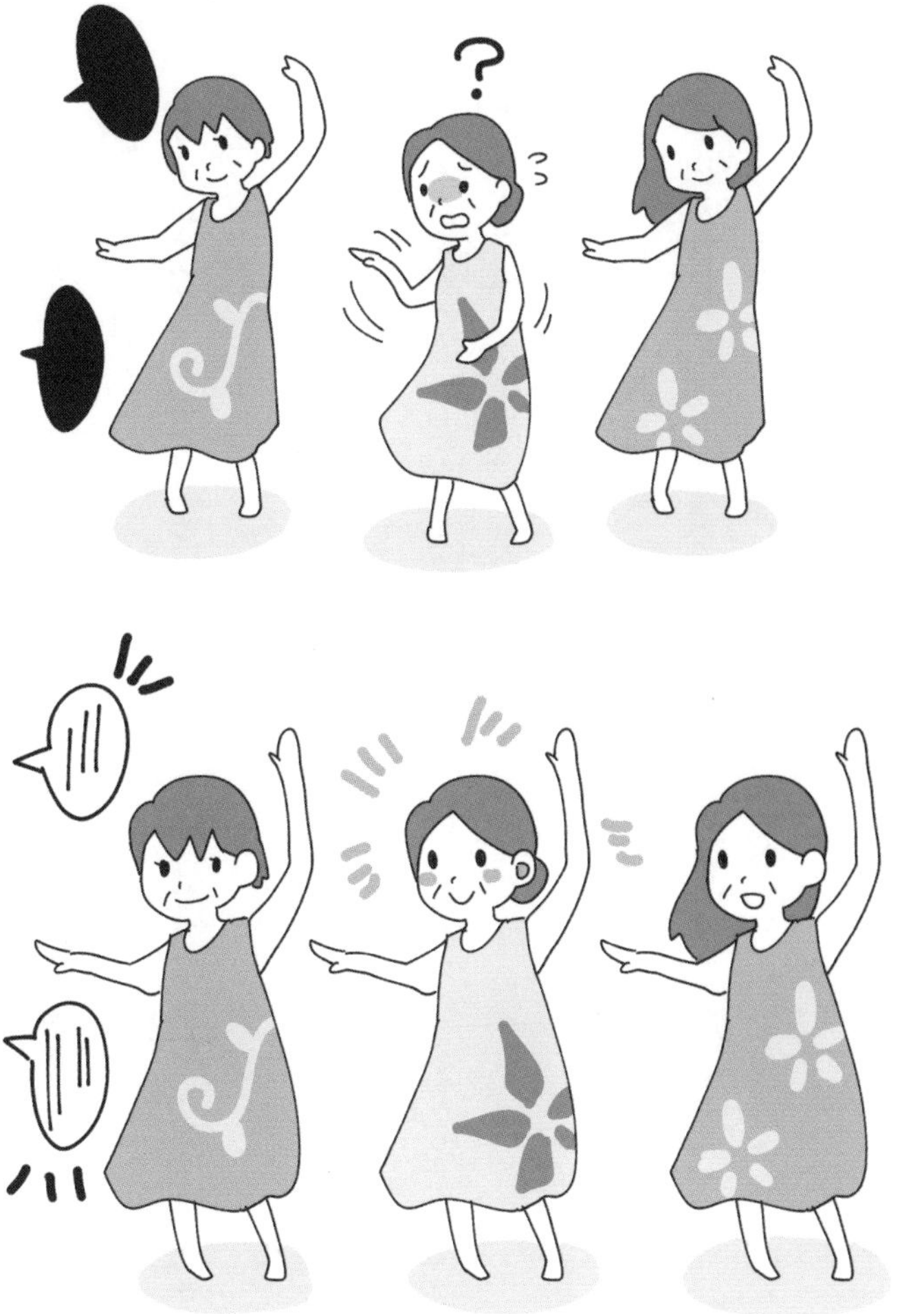

事例2　講義がきき取れるので、積極的に発言できるようになった！（Bさん、66歳・男性）

学ぶことが大好きなBさんは仕事をリタイアしてから、高齢者向けの市主催の「生きがい大学」に通い始めました。

それまで「きこえ」の悪さを実感することはなかったBさんですが、マイクを使う講師の話のところどころにきき取りにくい単語があったり、授業終了前の同じ教室の生徒の質問や発言がよくきき取れないため、発言したい気持ちはあるものの、なかなかディスカッションに参加できず歯がゆい思いをしていました。

ある日、質問していた男性の耳をふと見ると補聴器をつけているではありませんか。Bさんがその男性に思い切って質問してみると、「ええ、1年前から補聴器をつけていますよ。最初はうまくいきませんでしたが、今は慣れてきてラクにきけるようになりました」と笑顔で答えてくれたそうです。

Bさんは、アタマでは補聴器をつけたほうがいいとわかっていても抵抗感があり、しばらく悩みました。その後、意を決したBさんが、当クリニックを訪ねてきたのです。補聴器を試しに借りて、授業に参加したBさんは驚くほどきき取りやすくてびっくりしたといいます。

それまでは講師や他の生徒が話すことばをきき取るだけで精一杯でしたが、スムーズにことばがきき取れるようになって、周囲の発言がすんなりと頭に入ります。Bさんは挙手をして自分から積極的に発言できるようになったのです。

補聴器の先輩が「あなたもつけるようになったのですね。〝補聴器友だち〟です！」と言ってくれて、Bさん自身も「もっと仲間が増えるといいな」と思いました。

音量があまり小さいと、きき取り「listen」となり、理解するだけで疲れます。大き過ぎても疲れます。適切な調整でラクにきき取って、理解しましょう。考えましょう。話しましょう。

事例3　生活音を感じることで、「ひとりじゃない」と励まされた！（Cさん、55歳・女性）

新型コロナウイルス対策として2020年4～5月に発動された緊急事態宣言中、ひとり暮らしのCさんはほとんど他人と接することなく、自宅マンションの一室で過ごしていました。

仕事はリモートワーク、買い物はほとんどネットショッピングで、「今日もシーンとした家にひとりぼっち。誰とも話さなかった」という日が続いたため、当時は気持ちも沈みがちだったといいます。

Cさんはオフィスでの会議や会食の場など、人が複数集まる場での会話がきき取りにくかったため、1年半前に当クリニックで購入した補聴器を使用していました。その補聴器は、Cさんの耳の穴の形に合わせて作った「耳あな型」で、彼女の大事な宝物です。

補聴器はリモート会議中のみ装用し、家でのオフタイムでは外していたCさんですが、ある日のリモート会議後、補聴器を外し忘れてそのままデスクワークを開始。

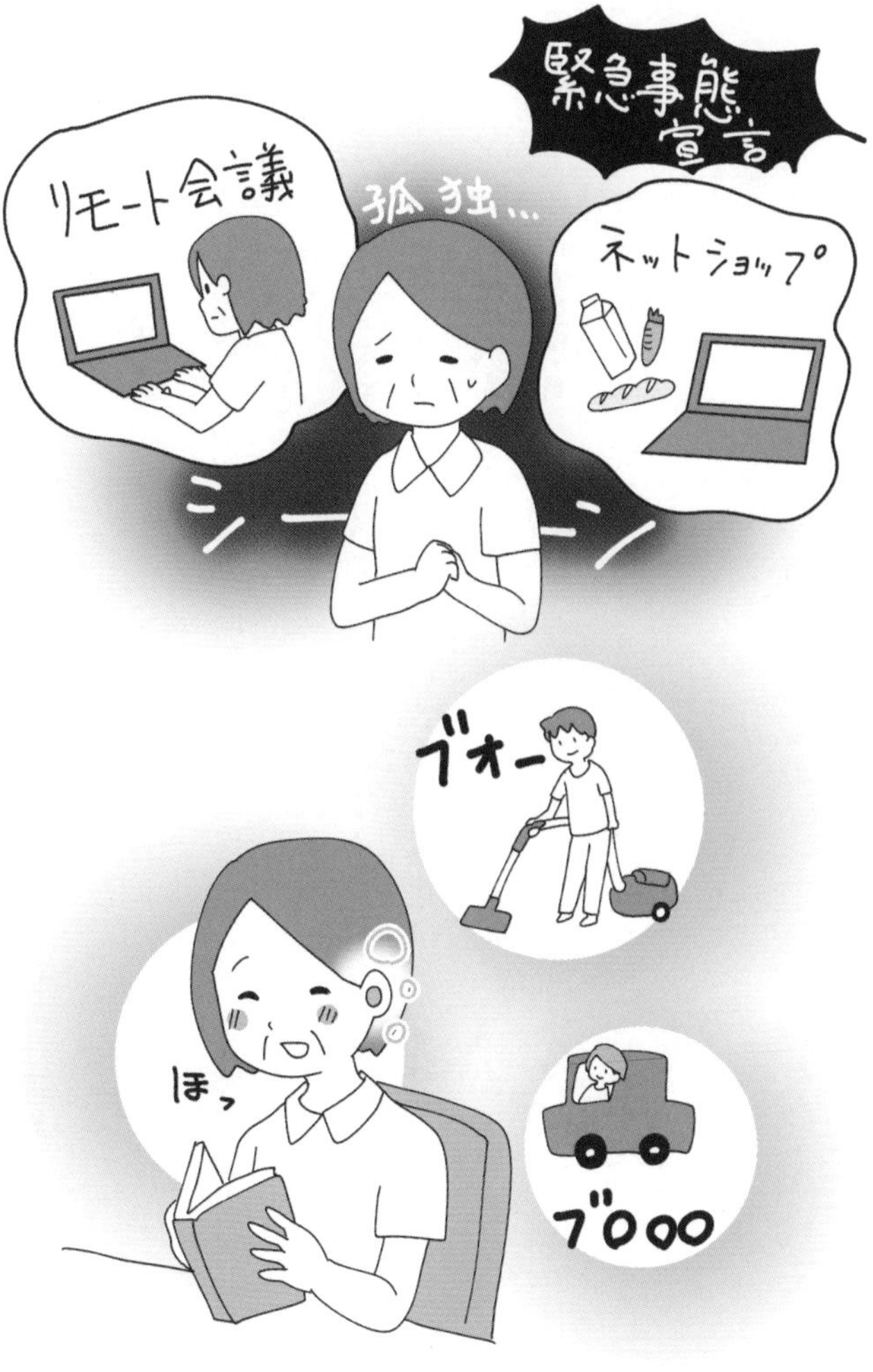
緊急事態宣言
リモート会議
孤独…
ネットショップ
シーーン
ブオー
ほっ
ブOOO

すると、上の部屋の住人のかすかな足音、隣室の住人が掃除機をかける音、またマンションの前の通りを走るクルマの音など、今までほぼ無音だと思っていた自室でいろいろな音を感じることができました！

誰もいない音のしない空間にひとりでいたCさんは、ことばを交わす相手のいない孤独感にさいなまれていたようです。

通常、私たちは自分が出す音はうるさいと思いにくく、周りには静けさを求めます。しかし、騒音と避けられるような生活音が、Cさんにとってはこれまでとは反対の存在になりました。生活音はそれが生まれる背景をイメージさせてくれるのです。

さまざまな生活音に触れたCさんは、「自分はひとりで生きているわけではない」「みんなこの状況下でがんばっている！」とぬくもりや励ましを感じたそうです。

事例4 補聴器を使って初めて、「自分は暗黒の世界にいた」と気づいた——（Dさん、83歳・男性）

大工だったDさんは現役時代、金づちやドリルなどの音を毎日のように耳にしていました。こうした衝撃音をすぐそばで長期間にわたってきき続けることは、耳への大きな負担になります。職業性の難聴になる大工さんは少なくありません。

Dさんの上司である親方は「仲間とむだ話などせず、黙って仕事をしろ」というタイプ。Dさんはもともと明るくて非常に話好きでしたが、親方から仕事中の雑談を叱られて以来、仕事中は黙々と働いたそうです。

そのため職場では「多少、きこえが悪いけれど補聴器が必要だと感じることはなかった」ようですし、家庭では「家内が耳元で大きな声ではっきりと話してくれるのでとくに不自由も感じずに過ごしていた」とのこと。

年々「きこえ」の悪さがひどくなり、「近くにいる相手の話もきき取れない」状況になったDさんは1年前に集音器を購入しました。ところが「集音器を使うと音はきこえるけれど会話の内容が全然わからない。ことばのきき取りができない」と、相談に来られました。

聴力検査の結果にもとづいて1回目の調整した補聴器を試したDさんは、「よくきこえる。こんなにもきこえていなかったのか」と驚いていました。補聴器をつけたら誰もがすぐに満足のいく「きこえ」を得られる、というわけではありません。患者さんの感想をきき、微調整を繰り返してよりよい「きこえ」を探していきます。

調整がうまくいき、前よりも快適な「きこえ」を手に入れると、Dさんはいつもうれしそうな表情を見せてくれます。調整と検査は補聴器を貸出して2週間ごとに行ったのですが、4回目の来院のときにDさんはこういいました。

「とても良好です。補聴器を外すと暗黒の世界です」――。

そのことばをきいて、私たちは愕然とすると同時に「ああ、そんなにつらい思いをしていたのか」と胸が痛く、熱くなりました。

その後、「ああ、本当にラクにきこえるようになった」とDさん。同席していた奥さまも、「話をするのがラクになりました」とうれしそうな表情です。「こんなに長期間、補聴器を貸してもらい、こんなに何度もていねいに調整や検査を繰り返してもらって、ありがとうございました」と述べて、Dさんは両耳に補聴器を購入しました。

事例5 「認知症」といわれていたけれど、補聴器をつけたとたん、まるで別人に変身！（Eさん、73歳・男性）

奥さまと一緒に相談に来られたEさんは、認知症と診断されています。

「認知症も、耳が遠くなるのも、もう年だから仕方ないと思うけれど……、ちょっとでも「きこえ」がよくなればと思って受診することにしました」と、奥さまは問診時に話してくれました。

奥さまと私たちチームが話している間、Eさんはおとなしく座っているものの、何となく心ここにあらず、ぼんやりとした様子でした。質問をしてもあいまいな返事で、補聴器を使うことにもそれほど積極的には見えませんでした。

私たちはいつもの診察手順どおりに、聴力検査の結果をもとに補聴器を調整し、Eさんは試聴を開始しました。

すると、補聴器をつけたとたんにEさんの目が輝き、丸くなっていた背筋もピン！　補聴器のおかげで、会話のテンポもスムーズですし、受け答えも先ほどとは見違えるほどしっかりとしました。

しばらくすると、待合室にいる他の患者さんたちに、自分から積極的に話しかけているではありませんか。補聴器をつけたとたんEさんはまるで別人に変身したのです。

この劇的な変化には奥さまはもちろん、私たちも本当に驚きました。どうやら、Eさんはきこえないために応答がトンチンカンなだけだったようです。

「もしかして認知症かも……」と思ったら、まず「きこえ」に問題がないかをチェックするべきかもしれませんね。

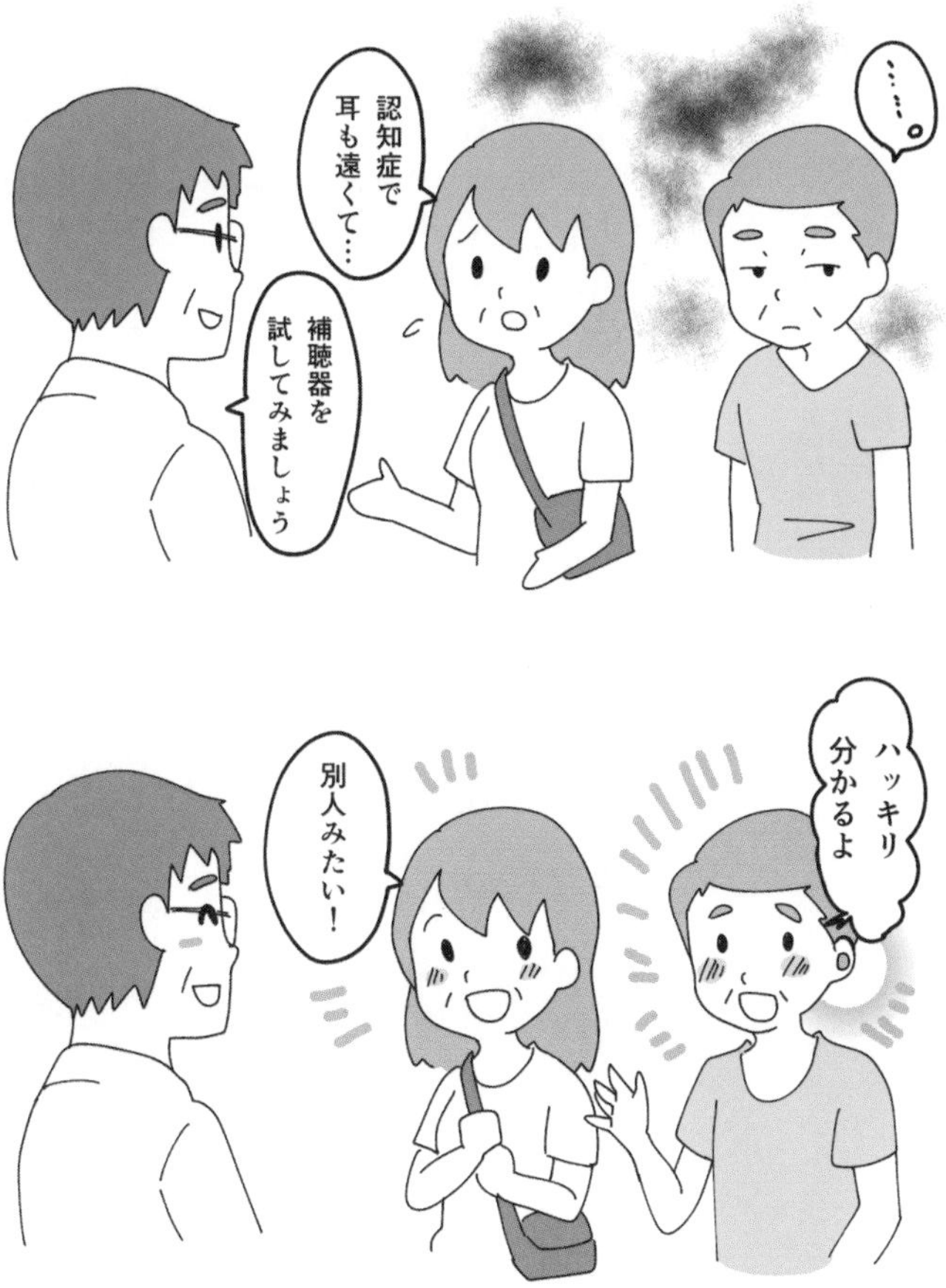
……。
認知症で耳も遠くて…
補聴器を試してみましょう
ハッキリ分かるよ
別人みたい！

「補聴器」のココが気になるQ&A

Q　補聴器は両耳つけるべきでしょうか？

A　基本的に両耳です（P119参照）。

聴力の左右差が極端にある場合は、これに該当しませんので、通常は片耳装用にしますが、中には「きこえ」の悪い側の耳ではことばは理解できないものの、そちらにも装用すると、音がやわらかくなり、空間がひろがった感じになり、両耳装用を希望される方もいます。

もちろん経済的に困難な場合など、装用者の状況に合わせた対応をすべきで、両耳装用を強制するものではありません。

Q　補聴器で「きこえ」が改善しやすい人、改善しにくい人はいますか？

A　はい、います。

伝音難聴の場合は単純に音を大きくすればいいだけなので、改善は確実です。感音難聴の場合は、語音明瞭度（第2章参照）がよい人の場合は改善しやすいといえます。

ただ明瞭度が低い人でも、人の話をよくきく姿勢を持つ人、話の流れを考えながらきく人、勘のよい人だと、補聴器の効果が見られる傾向です。

補聴器をつけても以前のような「きこえ」に戻るわけではなく、新しい音に慣れる必要があります。新しい音を、脳に上書きし、保存する――。そのプロセスが試聴です。

新しい音に慣れようとチャレンジする人、正確に明瞭にきこえなくても、話の内容を推測しながらきくことができる人、「こんなものか」と納得して次のステップに進める人は改善しやすいと言えます。

Q　補聴器は高額なもののほうが、よりきこえるの？

A　補聴器はデジタル化されてからは調整法が向上しました。今はそれ程高額なものではなくても、以前のものよりよくきこえます。

デジタル化に伴い、基本機能である音を増幅するのみならず、さまざまな機能がつくようになりました。こうした付加機能がつく他に、またそれが自動的に切り替わるなど、付加価値がつくと高額になります。

各補聴器メーカー別にさまざまなクラス設定がなされていますが、クルマに大衆車から高級車までクラス設定があるのと同じに考えればよいでしょう。

大衆車でも昔の高級車以上に乗り心地はよいのではないでしょうか。十分に乗れますね。それと同じで、補聴器も安価なクラスのものでも十分な機能はあります。

もちろん高額にはそれなりの価値があるので、クルマを選ぶと同じように、金額と性能を考慮して、本人の生活様式（高齢で家の中にいる時間が長い、地域の社会活動をする、仕事で会議が多い、騒音環境下で仕事をする、など）を考えた上で、専門家に相談の上、決定されるのがよいでしょう。

一般には高額なものほど音質はまろやかになり、騒音下でのきき取りがよくなる傾向はあります。

Q　補聴器は起きている間、ずっとつけっぱなしでいい？

A　そのとおり。元々人間の耳はいつでもきこえています。

寝ているときは装着の必要性もなく、外すことが一般的です（赤ちゃんがいるお母さんが子どもの泣き声をきいて、すぐ対応するためにつけたままにする場合など例外はありますが）。

シャワーの湯がかかると、故障の原因となるので、入浴の場合は外します。

特に初期の場合は、新しい音に慣れるためできるだけ長い時間、補聴器を装用することが必要です。

必要なときだけつけたいという人がいますが、いつ誰が話しかけてきてもそれにすぐに受け答えができるようにしましょう。つけるから待ってといって相手の話す気を削いでしまうことがないように、いつもつけておきましょう。

補聴器はことばだけをきくものではありません。慣れてくると戸外の音がきこえてくるし、目をつぶっていてもあなたの名前を呼ぶ声がきこえます。音はいろいろな角度からきこえてきます。もともと人間の耳はいつでもきこえているのです。

難聴が軽度で、仕事で重要な場面でのきき逃しが困るためにつける人の場合には、その場面だけで使用するという形もあります。

Q　補聴器のお手入れ方法は?

A　補聴器は精密機械なので、清潔で丁寧に使いましょう。

高温多湿の場所に長時間置かないことと、水気や湿気がついたら拭き取ることが大切です。皮脂や汗がついても拭き取ります。

耳あな型補聴器やイヤモールド（オーダーメイド耳せん）の音の出口には耳垢がたまりやすく、そのままにするときこえ方が悪くなるので、耳垢などの汚れがついたら取り除きましょう。

補聴器販売店に持って行くと家庭ではできない手入れをしてもらえるので、3カ月に一度くらいの割合で点検に持って行くのもよいですね。

おわりにに代えて

これからの補聴医療とは？

〜チームで行う補聴診療「イチムラデザイン」の取り組み

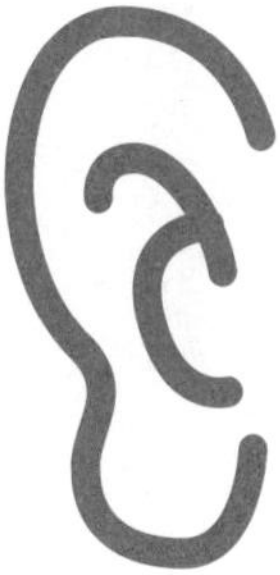

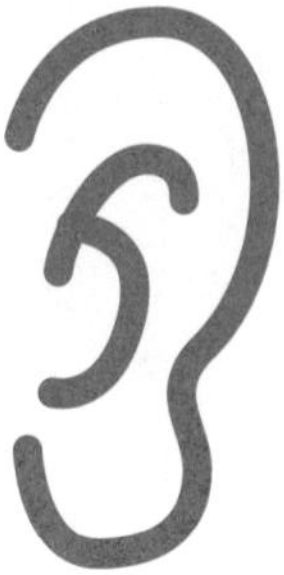

耳鼻咽喉科医の補聴器体験

私（市村恵一）は大学勤務時代に激務が重なり、片耳の急性感音難聴になり、それが回復しませんでした。しかし、人との会話では「きこえ」の良いほうの耳をおもに使って、日常生活ではそれほど不便を感じませんでした。

言語聴覚士の妻は、患者さんのことばを正しくきき取ることを最優先と考えて、私に補聴器の装用をすすめました。

この段階での聴力検査の結果では、良いほうの聴力は年齢相当でしたので、補聴器は「きこえ」の悪いほうの耳に装用しました。

その後、補聴外来の仕事を強化するために各補聴器メーカーの見学と訪問を開始し、その際に「きこえの良いほうの耳にも、補聴器を試してみませんか？」とすすめられました。

わずかに音を補う程度の状態に調整された補聴器を耳につけると、音がふくらんで空間がひろがったような印象になり、より心地よくきこえたのです。

両耳装用のメリットは理解していたつもりですが、自分が体感して両耳できこえることの素晴らしさを痛感しました――。

この経験に加え、補聴器装用により得られたさまざまな体験は、補聴外来で患者さんに説明をするときなどにとても役立っています。

きこえにくさの改善に取り組む「イチムラデザイン」

きこえにくさによる不便さや不安を持つ人の「きこえにくさの改善を援助する」＝「補聴」に関することを扱うのが『イチムラデザイン』の活動です。

この活動では補聴器を使いますが、補聴器はあくまで手段で、私たちが取り組むのは「補聴」です。

「東京みみ・はな・のどサージクリニック」は、耳鼻咽喉科領域の短期入院手術を行うことを目的として２０１９年11月に作られ、私（市村恵一）は名誉院長として招請され、手術、専門外来の担当を依頼されました。

その際に理事長にお願いして、かねてより追求していた「補聴器外来」ではない『補聴外来』を設置しました。

「きこえ」で困っている方たちに「再び自分の耳できくことによって、人生の質を上げてほしい」――。それが私たちの願いです。

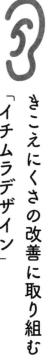

補聴器適合判定医、言語聴覚士、認定補聴器技能者がチームを組む

「イチムラデザイン」では、補聴器適合判定医（判定医）、言語聴覚士（ＳＴ）、認定補聴器技能者（技能者）という専門性の違う3職種がチームを組み、それぞれの役割からの意見を述べ、患者さんの満足が得られる補聴を目指しています。

補聴器適合判定医、言語聴覚士、認定補聴器技能者――、それぞれがどんな職種なのか、簡単に説明しましょう。

「補聴器適合判定医」とは？

「補聴器適合判定医」になるためには、耳鼻咽喉科専門医が国立障害者リハビリテーションセンターで開催される補聴器適合判定医師研修会（約1週間）を受講する必要があります。

そこで「補聴器適合判定医」の資格を得た耳鼻咽喉科医師は、保険診療である「補聴器適合検査」を行うことができるのです。

「補聴器適合判定医」と似た名称の「補聴器相談医」という資格もあります。この資格は耳鼻咽喉科医が、日本耳鼻咽喉科学会の指定した講習を受講することで取得できるものです。この資格だけでは医療施設で「補聴器適合検査」を行うことはできず、「患者さんの補聴器に関する相談に親身に乗ります」という意思表示のための資格です。

補聴器装用の適応になる患者さんをSTや技能者に紹介する役割も果たします。

「言語聴覚士」は国家資格、「認定補聴器技能者」は民間資格

「言語聴覚士」は、英語で「Speech-Language-Hearing Therapist」と表現されるため、「ST」と略して呼ばれます。

STは1997年に制定された言語聴覚士法で定められた、言語や聴覚、音声、呼吸、認知、発達、摂食・嚥下に関わる障害に対して、その発現メカニズムを明らかにし、検査と評価を実施し、必要に応じて訓練や指導、支援などを行う専門職です。

現在の登録者数は約3万6000人で、この中で聴覚を専門にしている割合は少ないの

が現状です。

「認定補聴器技能者」は、補聴器の販売や調整などに携わる者に対し、基準以上の知識や技能を持つことを認定して付与する資格です。

公益財団法人テクノエイド協会が行う講習を受け、試験に合格した者が認定補聴器技能者となります。

現在の登録者数は約４３００人です。

「イチムラデザイン」における3職種の役割

医師は、患者さんの診断、補聴器装用の適応の決定、装用の手順における患者さんによる選択の重要性の説明、次の場面を担当するＳＴと技能者への橋渡しを行います。

毎回の外来では補聴器調整、検査後にＳＴや技能者からその報告を受け、患者さんに調整および検査結果の説明をし、満足度をはかります。最終的な補聴器の「適合判定」までが医師の仕事です。

ＳＴはとても重要な存在で、「1st step」（試聴／貸出の準備）で、補聴器を試聴するか否かを選択する段階の患者さん自身の「きこえ」に関する悩みをきき、補聴器に関する疑問や不安を受け止め、「きこえ」「難聴」「補聴器」などの概略について説明します。この作業が補聴器診療を進めていくのに非常に重要なステップです。

また、補聴器をつけた状態での患者さんの「きこえ」を検査し、技能者と補聴器調整にも携わります。検査や補聴器の調整時には患者さんの音への反応、コミュニケーションの

図11　「イチムラデザイン」構成

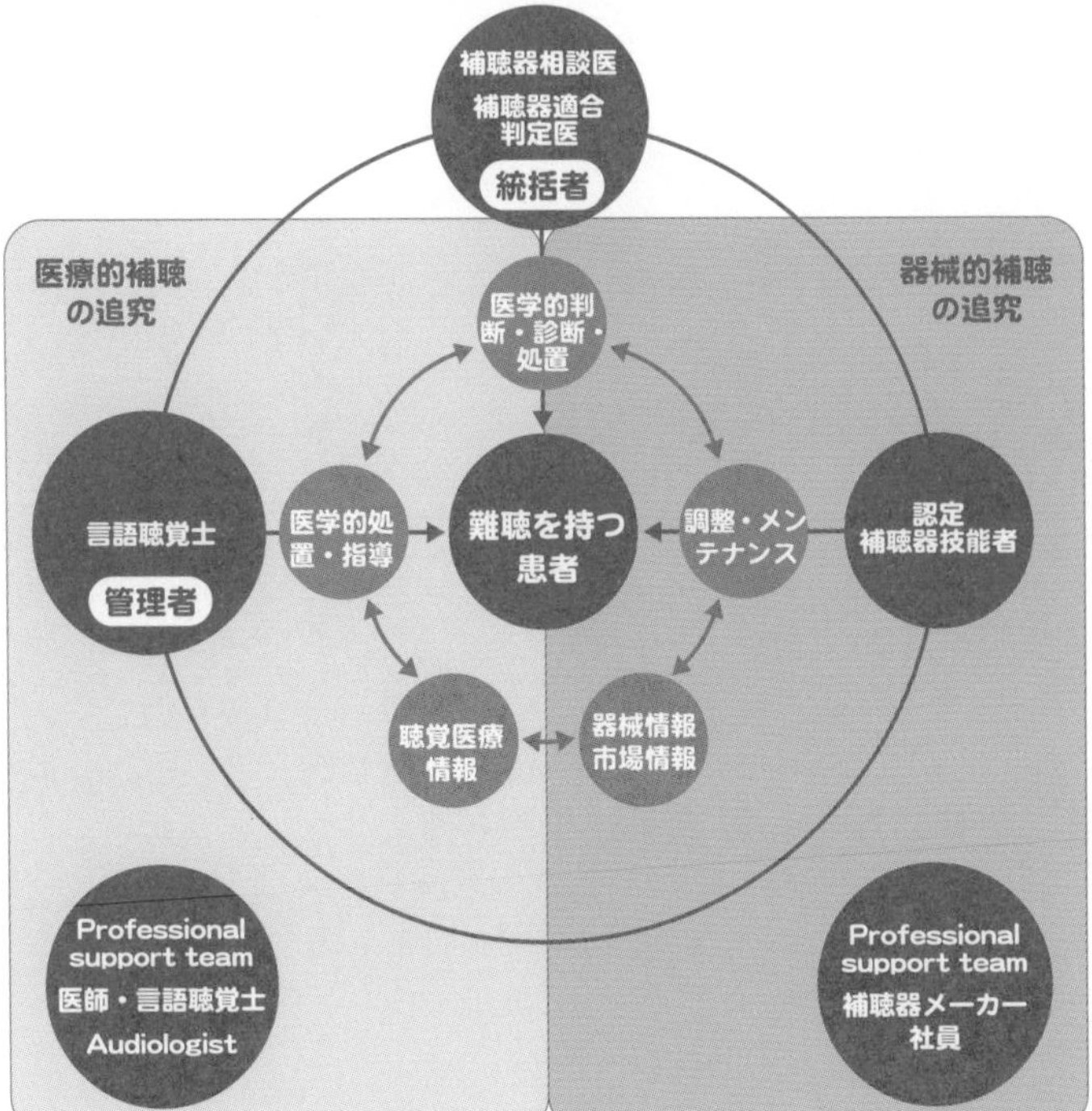

状況、付き添いの方の様子等を観察し、技能者に微調整を指示します。

このように、『補聴という入り口に誘う案内役』がSTの仕事です。

難聴を正常な聴覚に戻すことは、残念ながらまだできません。それは補聴器でも、人工内耳でもできないのです。

現段階では、こうした人工機器を用いる場合、患者さんは新しい「きこえ」を認識し、受容することが大切です。患者さんに寄り添って、そのプロセスを手伝うのは補聴外来の、特にSTの役割です。

STである私（市村順子）は、教諭経験と人生経験から得られた「冷静な判断と熱い想い」を持って、患者さんと対峙しております。


技能者は、医療機器系技能者でクリニックの所属ではなく、別組織の補聴器販売店に勤務しています。

自分の店舗では技能者と販売者の二面を併せ持ちますが、当クリニックではプロフェッショナルとしての補聴器調整が主になります。

「補聴外来」の流れ

「補聴器外来」の流れは次のようになります。

補聴器の試聴にあたり、多くの中から2種類の補聴器を、各技能者が患者さんの検査結果等の情報から選定し、初回調整を行なってから両耳に貸し出します。

次回の来院日まで患者さんは2機種の試聴を体験し、どちらが自分の好みかを選択決定します。そして、以後の微調整はその機種について行うことになります。

調整後直ちに装用時の「きこえ」の検査を行うのが、当クリニックの持ち味です。およそ2～3カ月の調整期間を経て適合検査を行い、患者さんに適切な条件が決定されます。

つづいて、補聴器の調整について述べます。

補聴器の使用場面は周囲の音環境、相手の話し方によりさまざまです。ですから、初回調整は基本的に静かな場所で（補聴器の調整室など）、話し方のプロがゆっくり、はっきりと、相手がきき取りやすい話し方をする、患者さんは聴こう（listen しよう）とする、という条件で行います。

ところが、実際の生活ではこうしたよい条件下とは限りません。さまざまな雑音が入ってきますし、話し相手も配慮した話し方をしてくれません。

また、本人も「hear」の状態でいることが多いのです。だから実生活での経験をするために補聴器を貸し出すわけです。

補聴器を通して耳に入ってくる音は機械音ですから、ちょうど電話機からきこえる音と同類と考えてください。自然な感じの音とは異なります。実際の生活の中で試聴を2週間行ってみて、まず、新しい音に慣れてもらう必要があります。

そして、次回来院時にどういう経験をしたかを医師やＳＴに伝えて、それを元に技能者に指示が出て微調整されるのです。患者さんの報告が具体的なものであるほど効率のよい調整ができます。

こうした微調整を繰り返していけば、自分のきこえ方の不便さを補うための補聴器としての必要条件が満たされてきます。およそ2、3カ月後には適合検査を行って、それを判定します。

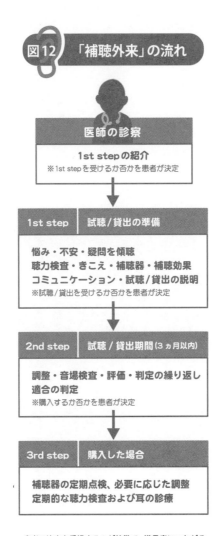

図12 「補聴外来」の流れ

医師の診察

1st stepの紹介
※1st stepを受けるか否かを患者が決定

↓

1st step　試聴／貸出の準備

悩み・不安・疑問を傾聴
聴力検査・きこえ・補聴器・補聴効果
コミュニケーション・試聴／貸出の説明
※試聴／貸出を受けるか否かを患者が決定

↓

2nd step　試聴／貸出期間（3ヵ月以内）

調整・音場検査・評価・判定の繰り返し
適合の判定
※購入するか否かを患者が決定

↓

3rd step　購入した場合

補聴器の定期点検、必要に応じた調整
定期的な聴力検査および耳の診療

患者の決定を重視するのが特徴で、満足度につながる大切なのは新しい音になじむ力です。補聴器を装用してすぐに元の「きこえ」が戻るのではありません。**補聴器を通してきこえてくる新しい音を、脳に上書きし、保存する、そのプロセスが試聴なのです。**

パソコン操作と同じですね。脳がフレキシブルなことは、携帯電話できく相手の声が生の声とは違ってきこえるのに、きちんとその人と認識できることでもわかります。

医師、ＳＴ、技能者が対等な立場でディスカッション

補聴外来の流れの中で「診察」「1st step」「2nd step」のどの過程においても、患者さん自身が今後の方向性を選択・決定をする場面を設けてあります。これはその後の診療がスムーズにいくためにも、患者さんの満足度を上げるためにもとても大切なプロセスです。

ＳＴや技能者は医師の指示のもとに、補聴器装用での検査・調整を行います。そして、その途中で検討が必要と思われる場合、いつでもＳＴは医師に確認を求め、意見を述べることができます。

さらに、ＳＴは常に、四方八方にアンテナを張り巡らし、患者さんの状態をチェックするだけでなく、その思いもくみ取り、患者さんにとって必要だと思われることは何でもやろうとします。

たとえば、当クリニックの補聴外来でのやりとりはこのような感じです。

ST「思いついたことがあるのですが、今話してもいいですか？」
医師「もちろん、いいですよ」
技能者「なんですか？　きかせてください」

そして、STが意見を述べると、

医師「それはいい方法ですね、気づかなかったけれど、試す価値はありますね」
技能者「なるほど。それもいいけれど、こんな方法も試してみてはどうでしょう」

こんなふうにいろいろな意見が一気にあふれだし、医師も時間の都合がつく限り、参加し発言して、「じゃあ、これでやってみよう」という具合に進む道が見えてくるのです。

問題点を見つけると、「うまくいくかどうかわからないから」と尻込みをすることなく、「やってみないとわからない。うまくいかなければ、また違う方法を考えればいい」と、どんなことにもトライし、チーム全員で新しい流れをつくる姿勢があることが「イチムラデザイン」のよいところだと自負しています。

外来診療が終了したら、当日のうちにその日の内容についてディスカッションします。医師、ST、技能者が、対等の立場で自由に意見を述べ合い、進むべき道を模索しています——。

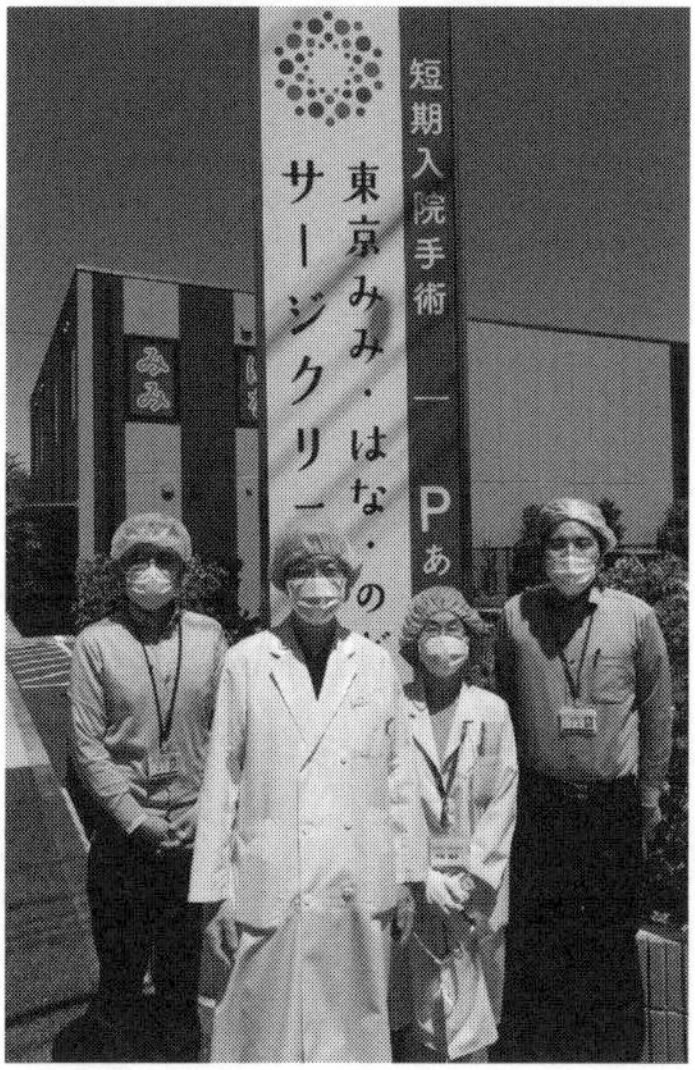

一人の患者さんを　さまざまな角度から見る体制

「イチムラデザイン」には技能者が2名在籍していて、それぞれ立場が違います。

一人は、某社の課長Oさん。

もう一人は、熱い思いを抱いて起業したばかりの会社のCOO（Chief Operations Officer：最高執行責任者）Hさんです。

2名は豊富な知能と技能を持ち、よきライバルとして切磋琢磨する姿はとても頼もしいものです。

実はSTも技能者なので、「イチムラデザイン」には3名の技能者がいることになるのですが、人数が多いことで見方が多角化するというメリットがあります。

Hさんの属する会社のCEO（Chief Executive Officer：最高経営責任者）は補聴外来

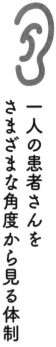

に直接は関わっていませんが、異なった視点から意見・発案し、今の補聴器業界にない視点からのとらえ方をして、チームに貢献してくれる貴重な存在です。

「補聴器をつけてもっとききたい」という患者さんの意欲を引き出したい

難聴と診断された患者さんに話をきいて感じるのは、ほとんどの方は「補聴器をつけたくてワクワクした気持ちで、クリニックに来たのではない」ということです。おそらく、心の底では「できれば補聴器はつけたくない」という気持ちを持っていると思います。

患者さんが自分自身の難聴を理解し、補聴器できくことに前向きに取り組めるようにサポートし、それがうまくいけば、患者さんの「補聴器をつけて、もっとききたい」という装用意欲は高まり、「よくきこえて、うれしい」と補聴満足度も上がるでしょう。

試聴する前の患者さんからは「補聴器って肝心な話がきこえず雑音ばかりが耳に入ってきて、うるさいんでしょう?」「補聴器をつけても、途中できこえるようになって、はずせるようになりますか?」というようなことばが発せられます。

そんな補聴器に対するネガティブな感情を口にしていた患者さんが、補聴器の調整が順調に進むにつれ、そうしたことをいわなくなり、逆に補聴器を使いたいという意欲が高まる。それが私たちの目指す姿です。

患者さんのいうこと、態度などはすべて有益な情報で、無用なものは一つもありません。とかく見逃されがちの患者さんのつぶやきに留意し、それを補聴器調整の改善点にどう活かすか、どう組み込むかが大事なのです。

医師、ST、技能者が「少しでも患者さんの満足するきこえ」を探り続けた結果、患者さんが「きこえる！」と喜んでくださると、いつもさわやかな疲労感が残ります。

こんな私たちの姿を見て、ある患者さんがこんなことばをプレゼントしてくれました。「あなたがたは職人ですね」。それは私たちが業務で抱えている日頃の悩みや苦労を一瞬で吹き飛ばしてしまう、魔法のことばでした。

補聴器は、専門家に自分に合った状態に調整してもらって使う道具です。それがきこえにくさを改善しているかどうか（補聴効果）については、検査／測定で確認できます。

「イチムラデザイン」では、「きこえのメカニズム」と「きこえにくさ」についてだけでなく、補聴についても正しく理解してもらえるよう、情報をどんどん発信していきたいと思っています。私たちの発信だけで、世の中が変わることは難しいでしょうが。

新しい治療を目指す医療者、自然な「きこえ」を目指して努力する補聴器開発者、さまざまなきこえにくさと向き合う技能者、コミュニケーションの改善に奮闘するST、認知症患者のケアに取り組む介護者、それぞれが「きこえ」の回復に力を注いでいます。難聴者の周りにはこうした人たちの思いがみなぎっているのです。

まだ脳に可塑性《かそせい》のある早期から積極的に補聴器を利用して、新しい「きこえ」になじむ世の中が近づいています。巡り巡って認知症のリスクが低減し、住みやすい世の中が実現できることを切に望むものであります。

「イチムラデザイン」には巻末にリストアップしたようにたくさんのコラボレーターがいます。彼ら（私たちの活動の協力者）から知識の提供を受け、それに対して臨床の実践を通じ、学んだことを発信し、これからの補聴のあり方を提案する。そして、今後の補聴器装用者への向き合い方をともに作っていこうと考えております。

＊

私たちの考えに賛同してくださる方がひとりでも増えて、耳のことを見直し、「きこえ」「きこえにくさ」「音」「補聴」の重要性について理解が広まるよう、誰もがなる加齢性難聴に対して補聴器を適切に使い、人とのコミュニケーションを円滑に過ごせるために本書が一助となれば幸いです。

山岨達也（東京大学医学部耳鼻咽喉科頭頸部外科教授）

「耳が遠くなる」ことはどういうことだろうか？

若い時は騒がしい場所でも会話に困ることはなかったものが、年をとるにつれ、いつの間にか聞き返すことが多くなり、騒がしい店や大勢の会食などでは話のすべてを聞き取ることをあきらめるようになり、やがてそのような機会に出ることが億劫になり人と会う機会が減るなど、難聴に伴って失う楽しみは多く、その弊害は大きい。「年のせいだから仕方がない」では片づけられない問題である。

では、どうしたら難聴は予防でき、また難聴になってしまったらどうすれば良いのだろうか？

本書では、聞こえの悩みを解消するための「補聴医療」に熱心に取り組んでいる市村夫妻が、聞こえの仕組みから難聴の種類、手術・補聴器・人工内耳などの治療、「聞く」と「聴く」の違い、認知機能低下との関係、耳の健康に良くない生活習慣の見直しなどについて、わかりやすく解説している。

著者の一人、市村医師自身が一側の感音難聴に罹患し、のちの聴力検査で聞こえが良いと思っていた対側の聴力低下も見つかり、両耳に補聴器を装用してその効果を身をもって経験しており、補聴器装用時に気になる周囲の音などの問題、装用を開始する時期、補聴器の種類、購入時の流れ、両耳装用の利点など、補聴器装用を考えている難聴者に大いに参考になる内容がぎっしりと詰まっている。

本書が、聞き取りが悪くなってきたと感じている方、補聴器をそろそろ考えている方、購入したいがどうしたらよいのかわからない方などに大きな福音となることを願っている。

城間将江（国際医療福祉大学大学院教授、言語聴覚士）

著者らは「きこえない・きこえにくい」方々に対し、長きにわたって医学・社会・療育などの多方面から支援を続けてこられた専門家カップルである。

本著では、加齢に伴って生じる難聴は日常生活の質の低下を招くこと、特にコミュニケーションがチグハグになり認知症と間違われやすいことなどが述べられている。

一方で、難聴ゆえに社会から孤立している方々でも適切に補聴することでコミュニケーションの輪に入ることができ、生活の質が向上して人生を楽しく過ごせる可能性も示してくれている。また難聴者目線の具体例や生活上のアドバイスも多く、理解しやすい内容となっている。

本著では「聴覚障害」という用語が使われていないことに気づく。著者らの難聴に向き合う姿勢と配慮の深さからくるものと改めて敬意を表する。物が見づらくなったら視覚障害を疑う前に、躊躇なく「自分の視力にあった眼鏡」を調達して不便さを補っている人は多い。それと同様に、きこえない・きこえにくいと感じたら「自分の聴力にあった補聴器」を用いるのが当たり前の社会であってほしいと願ってのことと思われる。

補聴器調整は専門性が高く、視力補正のようにピタッと一致しないことも現実にはある。しかし、耳鼻科受診で自身のきこえの状態を正確に把握したうえで専門家に補聴器を調整してもらい、さらに「聴こえとコミュニケーション指導」を家族と一緒に受けると、当たり前の日常生活がより愛おしく、より豊かになると考えられる。

イチムラデザイン構成メンバー

市村恵一　自治医科大学名誉教授、耳鼻咽喉科専門医、医学博士、補聴器適合判定医
市村順子　言語聴覚士、認定補聴器技能者
平野幸生　認定補聴器技能者、JINO（株）、（特非）日本補聴器技能者協会
小川雅巨　認定補聴器技能者、東日本リオン（株）、社会福祉士

コラボレーター一覧

1 井出冬木　東日本リオン（株）
2 伊藤達也　ワイデックス（株）
3 伊原素子　国立病院機構東京医療センター（言語聴覚士）
4 大室克弘　リオンテクノ（株）
5 大山智彦　シバントス（株）
6 木下聡　デマント・ジャパン（株）
7 木村浩太郎　ソノヴァ・ジャパン（株）
8 郷司智子　JINO（株）
9 小西真治　東日本リオン（株）
10 齋藤広幸　ソノヴァ・ジャパン（株）
11 清水充子　埼玉県総合リハビリテーションセンター（言語聴覚士）
12 城間将江　国際医療福祉大学大学院（言語聴覚士）
13 杉崎きみの　デマント・ジャパン（株）
14 高田泰造　シバントス（株）
15 武居裕幸　ソノヴァ・ジャパン（株）
16 寺本典代　耳鼻咽喉科医師、補聴器適合判定医
17 中市真理子　（一社）日本補聴器工業会、（特非）日本補聴器技能者協会
18 成沢良幸　（一社）日本補聴器工業会、リオン（株）
19 成瀬亮司　スターキージャパン（株）
20 西村啓司　スターキージャパン（株）
21 野口雅史　リオンテクノ（株）
22 林邦広　ソノヴァ・ジャパン（株）
23 御手洗司　シバントス（株）
24 三橋恵美子　デマント・ジャパン（株）
25 山田剛士　ソノヴァ・ジャパン（株）
26 山根貴志　名優（株）
27 吉見明　デマント・ジャパン（株）

（五十音順 / 敬称略）

参考文献

・『聴覚検査法 第２版』切替一郎 他（医学書院）1974年
・『耳は何のためにあるか』山田宗睦 他（風人社）1989年
・『音のなんでも小事典』日本音響学会（講談社）1996年
・『補聴器と人工内耳 21世紀耳鼻咽喉科領域の臨床７』野田寛 編（中山書店）2001年
・『感覚の地図帳』山内昭雄、鮎川武二（講談社）2001年
・『補聴器コンサルタントの手引き 第６版』岡本途也、リオン株式会社（リオン）2003年
・『補聴器ハンドブック』Dillon H／中川雅文 監訳（医歯薬出版）2004年
・『補聴の進歩と社会的応用』小寺一興（診断と治療社）2006年
・日本聴覚医学会作成「補聴器適合検査の指針（2010）」https://audiology-japan.jp/cp-bin/wordpress/audiology-japan/wp-content/uploads/2017/05/shishin2010.pdf
・『新耳鼻咽喉科学 改訂11版』加我君孝 編（南山堂）2013年
・『補聴器のフィッティングと適用の考え方』小寺一興（診断と治療社）2017年
・『耳科学アトラス 第４版』野村恭也 他（丸善出版）2017年
・『聴覚検査の実際 改訂４版』日本聴覚医学会 編（南山堂）2017年
・Livingston G et al: Dementia prevention, intervention, and care. Lancet. 2017;390:2673-2734　http://dx.doi.org/10.1016/S0140-6736(17)31363-6
・『JOHNS33巻4号　特集：進化する補聴器診療（小川郁 他）』（東京医学社）2017年
・日本補聴器工業会：JapanTrak 2018 調査報告 http://www.hochouki.com/files/JAPAN_Trak_2018_report.pdf
SURVEYS—EHIMA　https://www.ehima.com/surveys/
・「新定番「おまかせ回路」誕生秘話」「リオン75年のあゆみ」（リオン（株））2019年
・『日本補聴器工業会、日本補聴器販売店協会：創立30周年記念誌　補聴器業界の歩み.』2019年
・『補聴器技能者のためのポケットガイド』（日本補聴器技能者協会）2019年
・内田育恵：耳鼻咽喉科としての認知症への対応。聴覚障害. 日耳鼻123:333-338,2020.
・市村恵一：患者の選択を重視した補聴外来の仕事. JOHNS 36(9)：1317-1322, 2020.
・『聴覚障害学　第３版』城間将江 他編（医学書院）2021年
・日本耳鼻咽喉科学会ホームページ　http://www.jibika.or.jp/

【著者略歴】

市村恵一（いちむら・けいいち）

東京大学医学部卒。耳鼻咽喉科医師。浜松医科大学講師、東京都立府中病院医長、東京大学医学部講師、助教授、自治医科大学教授、副学長を歴任。石橋総合病院院長を経て、現職。現在自治医科大学名誉教授、評議員。耳鼻咽喉科専門医、気管食道科専門医。日本小児耳鼻咽喉科学会理事長、日本鼻科学会常任理事など多くの学会の要職を歴任。難病のオスラー病鼻出血の手術治療の第一人者。補聴器適合判定医、補聴器相談医の資格を活かして、最近は高齢者の補聴診療に携り、市村順子と「イチムラデザイン」を考案、実行。

市村順子（いちむら・じゅんこ）

東京学芸大学教育学部卒。東京都新宿区立淀橋第二小学校教諭として「ことばの教室」の立ち上げ。（財）小林理学研究所研究員として「母と子の教室」において難聴の幼小児の早期発見、早期教育に従事。リオン（株）において補聴相談、補聴器販売に従事。電池を＋－どちら向きに入れても動作する「おまかせ回路」開発契機提案。（財）テクノエイド協会出向時に、補聴器技能者養成事業に参画。石橋総合病院で補聴器調整室長として高齢難聴者の補聴診療に参図。現在に至る。ダウン症児の親の会「こやぎ会」（現日本ダウン症協会）の中の「難聴児の親の集まり」（現青い船）の立ち上げに協力。言語聴覚士、ならびに認定補聴器技能者資格を有する。市村恵一と「イチムラデザイン」を考案、実行。

耳鼻咽喉科の名医と“きこえ”のプロが教える

耳が遠くなった？と思ったら読む本

2021年6月8日　第1刷発行

著　者　市村恵一、市村順子
発行者　鉃尾周一
発行所　株式会社マガジンハウス
〒104-8003　東京都中央区銀座3-13-10
書籍編集部　☎03-3545-7030
受注センター　☎049-275-1811

印刷・製本所／凸版印刷株式会社

カバーデザイン／渡邊民人（TYPEFACE）
本文デザイン／清水真理子（TYPEFACE）
イラスト／金丸彩乃
図表制作／hachiii　（Table Magazines）
編集協力／植田晴美

ISBN978-4-8387-3154-1 C0077